Editorial

Liebe Leserin, lieber Leser der Elsevier Emergency,

wir möchten Sie in dieser Ausgabe für das Leitthema der pädiatrischen Notfälle sensibilisieren. Im Fokus stehen pädiatrische Notfallsituationen, die häufig zu Alarmierungen führen, jedoch einer gezielten differenzialdiagnostischen Abklärung bedürfen. Ein weiteres besonderes Augenmerk stellen zwei weitere Artikel zu Themen dar, die in der Praxis deutlicher seltener auftreten, in der konkreten Einsatzsituationen jedoch an alle Beteiligten eine besondere Herausforderung stellen.

Kornelius Treiber, Saskia Stegmüller und Eva Kircher beleuchten in ihrem Artikel den pädiatrischen Krampfanfall. Sie verdeutlichen eindrucksvoll, dass Krampfanfall ein Leitsymptom darstellt, keineswegs aber eine klare und eindeutige Diagnose. Sie beleuchten die relevanten Differenzialdiagnosen anhand ihrer Klinik und Pathophysiologie, geben wichtige Hinweise für Red Flags und Fallstricke und berücksichtigen die Kausaltherapie nach aktuellen Empfehlungen der Fachgesellschaften und Leitlinien.

Alex Veldman widmet seinen Artikel der Besonderheit von Kindern mit angeborenen Herzfehlern (AHF) und den Herausforderungen im Rettungsdienst, die sich daraus ergeben. Um die häufig unphysiologischen Kreislaufverhältnisse nachvollziehen zu können, sind elementare Grundkenntnisse notwendig. Dank deutlicher Fortschritte in der Kinderkardiologie und Kinderherzchirurgie erreicht der Großteil dieser Kinder das Erwachsenenalter. Die besonderen Herausforderungen bei Kindern mit Einkammerherzen und der daraus resultierenden Vulnerabilität auf bestimmte Einflussfaktoren wird durch das Prinzip der Fontan-Zirkulation erklärt. Spezifische Situationen durch Fallot-Tetralogie, Shuntthrombose, Pulmonary Run-off werden ebenso wie Notfälle nach Korrekturoperationen und biventrikulärer Korrektur beleuchtet.

Eine weitere seltene, aber herausfordernde Situation stellen Notfälle bei tracheotomierten Kindern dar. Christian Gernoth stellt in seinem Artikel die häufigsten schwerwiegenden Atemwegsnotfallsituationen bei Kindern mit Tracheostoma vor und fokussiert das Notfallmanagement anhand von Algorithmen und Empfehlungen der Fachgesellschaften.

Tatjana Weber und Eva Kircher stellen in ihrem Artikel zur Geburt im Rettungsdienst die nach wie vor bestehenden Defizite in der Ausbildung des Rettungsdienstpersonals in den Vordergrund. Anhand eines leitfadengestützten Interviews mit Notfallsanitäterinnen und Notfallsanitätern wird die Diskrepanz zwischen Ausbildung und präklinischen Erfordernissen zur sicheren Handlungskompetenz analysiert.

Michael Göschel, Benjamin Ledabyll und Sophia-Marie Klingler liefern in ihrem Artikel wichtige medizinische und rechtliche Informationen rund um das Thema Blutentnahme. In einer der kommenden Ausgaben wird das Thema in einem weiteren Artikel abgeschlossen, der sich im Schwerpunkt mit der praktischen Umsetzung beschäftigt.

Nico Reif beleuchtet in seinem Artikel die Notfalltokolyse durch Rettungsdienstfachpersonal, die für Rheinland-Pfalz 2023 für die Situation eines Nabelschnurvorfalls unter Geburt als Behandlungs- und Ausbildungsalgorithmus veröffentlicht wurde. Der Aspekt, dass notärztliches Personal aufgrund besonderer infrastruktureller Bedingungen nicht immer sofort verfügbar ist, nimmt eine zentrale Rolle ein.

Thomas Hofmann verdeutlicht in seinem Artikel zu subakuten Hilfeersuchen (SAHE) die Tatsache, dass in Deutschland eine zunehmende Zahl an Einsätzen Patienten betrifft, die medizinische Hilfe benötigen, sicher aber keine akute Notfallmedizin. Im Fokus steht der ganzheitliche Konsultationsrahmen (GKR), um neben anderen Aspekten wesentlich den Aspekt des Clinical Reasoning zu stärken.

Keno Nemitz geht in seinem Beitrag auf das immer und zunehmend aktuelle Thema der altersgerechten Arbeitsplatzgestaltung im Rettungsdienst ein. Die gesundheitlichen Belastungen durch unregelmäßige Arbeitszeiten, Schichtdienst und hohe Verantwortung stehen dabei im Vordergrund und werden durch mögliche lebensphasengerechte Arbeitszeitmodelle ergänzt.

Ich wünsche Ihnen viel Freude beim Lesen – kommen Sie gut durch den Sommer!

Ihr Herausgeber für diese Ausgabe

Matthias Klausmeier

Ihr Feedback ist uns wichtig!

Sie möchten uns Lob oder Kritik mitteilen? Sie möchten Ihre Meinung zu Artikeln mitteilen oder sind einfach einer anderen Meinung? Oder haben Sie Fragen an das Herausgeberteam oder an das Team hinter ELSEVIER Emergency? Für all diese Themen gibt es eine Feedback-Seite auf: https://forms.office.com/r/raZZ1rc1x7 bzw. über den nebenstehenden QR-Code.

Natürlich sind wir aber auch weiterhin unter unserer E-Mail-Adresse rettungsdienst@elsevier.com erreichbar. Wir freuen uns auf Ihre Nachricht! Ihr ELSEVIER Emergency-Team

In diesem Heft

LEITTHEMA | PÄDIATRISCHE NOTFÄLLE

Kleiner Mensch, große Krämpfe: Leitsymptom pädiatrischer Krampfanfall **06–23**

Der Begriff „Krampfanfall“ ist unspezifisch und umfasst heterogene Krankheitsentitäten mit unterschiedlichen Ätiologien, Prognosen und Therapieansätzen. Eine klare Differenzierung ist notwendig für eine adäquate Diagnostik und Therapie.

Kornelius Treiber, Saskia Stegmüller, Eva Kircher

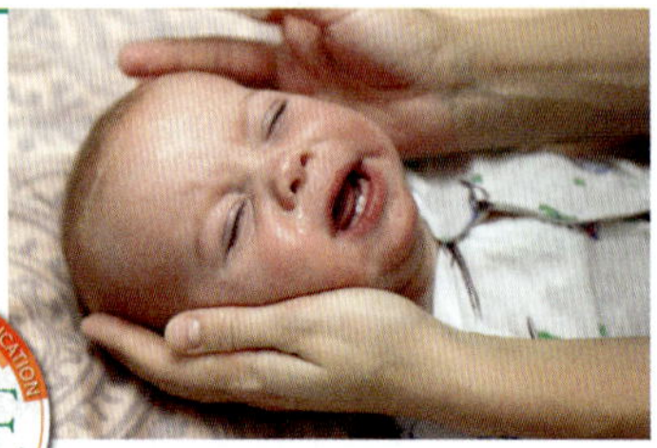

Angeborene Herzfehler – Herausforderung für den Rettungsdienst **24–33**

Dank signifikanter Fortschritte in der Kinderkardiologie und Kinderherzchirurgie erreichen heute 90 % aller Kinder, die mit einem Herzfehler zur Welt kommen, das Erwachsenenalter. In Notfallsituationen ist Basiswissen über Kreislauf-Physiologie, klinische Präsentation und Notfallbehandlung der kritischsten Herzfehler unverzichtbar.

Alex Veldman

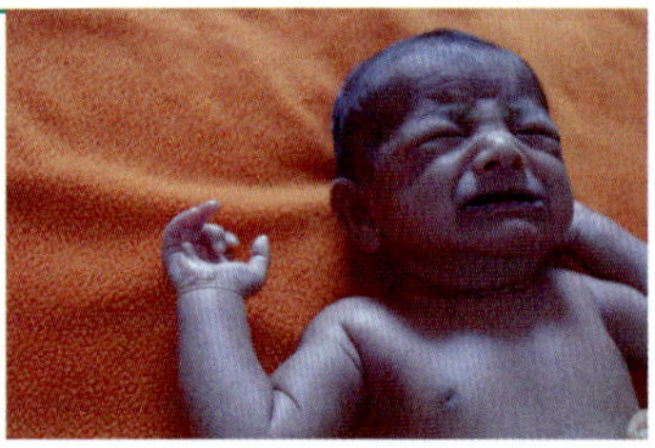

Das tracheotomierte Kind im Rettungdienst **34–39**

Der eher seltene Fall eines Tracheostomas beim Kind stellt neben dem eigentlichen pädiatrischen Notfall eine zusätzliche Herausforderung dar. Fehlende Routine im Umgang, praktische Unsicherheit und mangelndes Hintergrundwissen können in diesem sehr speziellen Atemwegsnotfall innerhalb kürzester Zeit zur Eskalation beitragen.

Christian Gernoth

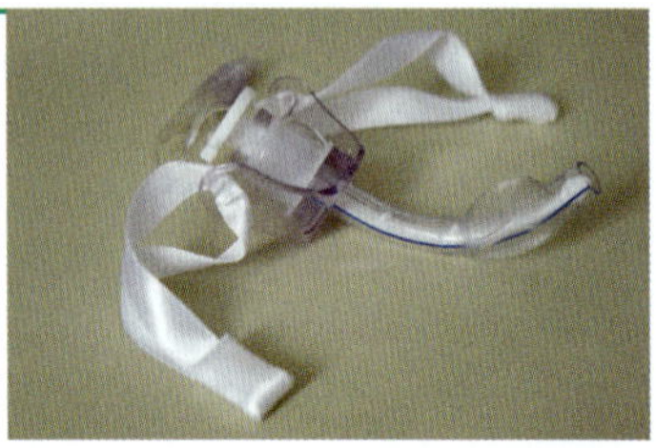

Präklinische Geburt: Anforderungen in der Notfallsanitäterausbildung **40–49**

Im rettungsdienstlichen Alltag gibt es eine deutliche Diskrepanz zwischen theoretischer Vorbereitung und der Realität. Eine stärker praxisorientierte, wiederholende Ausbildung soll Sicherheit und Versorgungsqualität in der präklinischen Geburtshilfe verbessern. Gewünscht wird mehr Praxisbezug, geburtshilflich qualifizierte Dozierende, Simulationstrainings und klinische Einsätze.

Tatjana Weber, Eva Kircher

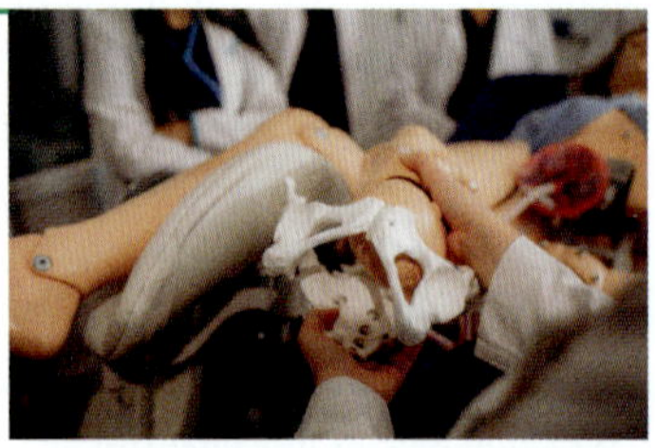

In diesem Heft

BASICS

Blutentnahme im Rettungsdienst: Indikationen und Grundlagen **50–56**
Michael Göschel, Benjamin Ledabyll, Sophia-Marie Klingler

MEDIKAMENTE

Tokolyse durch NotSan in Rheinland-Pfalz **58–61**
Nico Reif

AUSBILDUNG

Subakute Hilfeersuchen im Rettungsdienst: Der ganzheitliche Konsultationsrahmen **62–68**
Thomas Hofmann

MANAGEMENT

Alternsgerechte Arbeitszeitgestaltung im Rettungsdienst **70–73**
Keno Nemitz

Editorial 1
News | Termine | FOAM 4–5
One Minute Wonder 57
Momentaufnahme 69
Mitteilungen des DBRD 74–76
Mitgliederinfos des BVRD.at 77–79
Vorschau | Impressum 80

FOAM | News | Termine

In dieser Rubrik gehen wir in jeder Ausgabe in aller Kürze auf aktuelle Themen ein und stellen etwas aus der FOAM-Szene vor. Außerdem finden Sie hier Termine von Kongressen oder sonstigen interessanten Veranstaltungen.
Gerne können Sie uns Termine, die Sie hier gelistet haben wollen, unter der E-Mail-Adresse rettungsdienst@elsevier.com mitteilen.
An die gleiche Adresse können Sie uns auch Leserbriefe schicken.

FOAM-Plattform

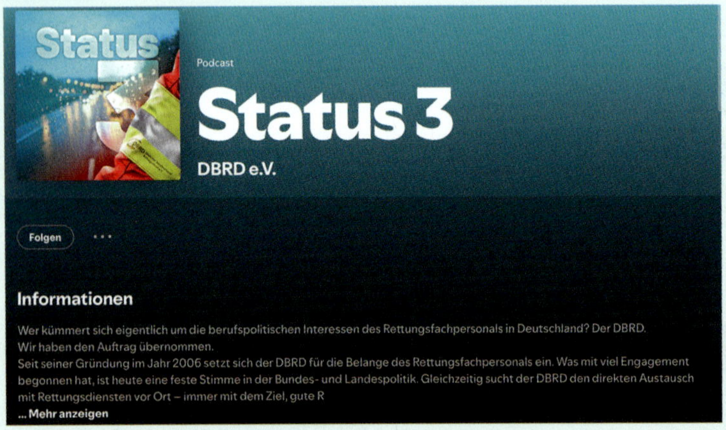

Nachdem wir hier schon so einige FOAM-Projekte vorgestellt haben, möchten wir natürlich auch auf den noch relativ jungen Podcast-Kanal des DBRD hinweisen. Namentlich „Status 3" genannt, behandelt er vor allem berufspolitische Themen. Der DBRD erweitert auf diese Weise seine Wege, Kolleg:innen in die Streuung und Diskussion aktueller Themen mit einzubeziehen. Der Podcast ist unter anderem über Spotify unter folgendem Link abrufbar:
① https://open.spotify.com/show/oROEMHJaGgdcHE9cPwf4DF

QR-Code ①

FOAM-Artikel

Invasive Blutdruckmessung

Eine invasive Blutdruckmessung kann in speziellen Fällen auch im rettungsdienstlichen Setting durchaus sinnvoll sein und Vorteile verschaffen. Zu diesem Thema wurden in dieser Rubrik schon einige Artikel vorgestellt. Hier nun ein Paper aus dem *Scandinavian Journal of Trauma, Resuscitation and Emergency Medicine*, welches eine prospektive Beobachtungsstudie wiedergibt, die

Bisher in dieser Rubrik vorgestellte FOAM-Seiten und Podcasts:

dasFOAM – www.dasfoam.org
Pin-up-Docs – www.pin-up-docs.de
Die Rettungsaffen – www.dierettungsaffen.com
Rettungsdienst FM – www.rettungsdienstfm.de
Nerdfallmedizin – www.nerdfallmedizin.blog
Die Zwei in Reflexstreifen – www.die-zwei-in-reflexstreifen.blog
Einfachmedizin – sebastian-casu.com
Medizin To Go – www.medizintogo.de
Passion Notfallmedizin – www.passion-notfallmedizin.de
RESponse Notfallmedizin – www.response-podcast.buzzsprout.com
The Resus Room Podcast – www.theresusroom.co.uk
FOAM Rettungsdienst – https://foam-rd.health.blog
News Papers – www.news-papers.eu
FOAMINA – www.foamina.blog
Fasttrack – www.fasttrack-notfall.com
Life in the Fast Lane – https://litfl.com
Deutsche Gesellschaft für Rettungswissenschaften – www.dgre.org
BwZemCast – https://bwzemcast.net/der-podcast/
NotSanEx – https://n744614.websitebuilder.online
FlightBridgeED – www.flightbridgeed.com/fbe_podcasts/
FOAMio – https://foamio.org
Retterview – www.retterview.de/ecmo.php
Nofallguru – www.notfallguru.de
HINZ – http://hinz-fortbildung.de
St. Emlyn's – www.stemlynsblog.org
First10EM – https://first10em.com
TaktischeMedizin – https://open.spotify.com/show/00Gl2zRqOCOK5d7nf4SzO2
EUSEM Academy – https://academy.eusem.org
Dr. Smith's ECG Blog – http://hqmeded-ecg.blogspot.com
FULLMETALEM – https://fullmetalem.de
ToxDocs – http://toxdocs.de
Team Präklinik – https://open.spotify.com/show/6cTySIY2DrJFEeWwjUgk8T
Pre-Hospital Care Podcast – https://open.spotify.com/show/3HnrbCN2Y63ImWt9uKpjBg
FOAM-Live e. V. – https://foam-live.de
Neverlosethewire – https://neverlosethewire.de
Sidney HEMS – https://sydneyhems.com
Toxinfo – http://toxinfo.de
Akutneurologie – https://akutneurologie.de

sich u. a. auch mit Fehlerquoten und Zeitverzögerung auch bei etwas ungeübteren Einsatzteams beschäftigt.
② https://link.springer.com/article/10.1186/s13049-025-01461-9

QR-Code ②

Training für den Bereich pädiatrische Notfälle

Ein guter Artikel zum Thema „Training von pädiatrischen Notfällen – worauf kommt es an?“ steht unter dem folgenden Link auf der DIVI-Seite zum Download zur Verfügung:
③ https://www.divi.de/index.php?option=com_edocman&view=document&layout=viewpdf&id=617&documenturl=f42c69d9531a5c41e472c6607337a831.pdf&Itemid=261
(Achtung, der Artikel wird nicht direkt aufgerufen; es muss aktiv auf die Schaltfläche „Herunterladen“ geklickt werden.)

QR-Code ③

Resuscitative Thoracostomy

Hier noch ein Paper zum Thema „Prehospital Resuscitative Thoracotomy for Traumatic Cardiac Arrest” aus dem *JAMA Surgery* mit dem Credo „Herzbeuteltamponade zügig erkennen“ (setzt Sono voraus!) und „zügig therapieren!“
④ https://jamanetwork.com/journals/jamasurgery/fullarticle/2830622

QR-Code ④

Resuscitive cesarian delivery

Und nochmal ein Artikel zu einem interessanten Thema der Notfallmedizin, der „Resuscitive Hysterotomy“. Diesem Artikel von A. D. Shields et al. zufolge geht es auch hier um ein zügiges, auch präklinisches Handeln …
⑤ https://www.ajog.org/article/S0002-9378(25)00500-9/fulltext

QR-Code ⑤

Zum gleichen Thema

… möchten wir auch folgenden Artikel nicht unerwähnt lassen, auch wenn er nicht frei zugänglich ist: Caroline Leech et al. weisen in dem Artikel „Maternal and neonatal outcomes following resuscitative hysterotomy for out of hospital cardiac arrest: A systematic review“ darauf hin, dass entgegen bisherigen Postulationen vor allem die Kinder von dieser Maßnahme profitieren können. Die Überlebensrate der zu reanimierenden Mutter ist dagegen trotz des heroischen Eingriffs sehr gering.
⑥ https://www.sciencedirect.com/science/article/abs/pii/S0300957224008542

QR-Code ⑥

Termine

Veranstaltungen D/A/CH

VERANSTALTUNG	DATUM	ORT	WEBSITE
11. Thurgauer Notfallsymposium	20.06.2026	Kreuzlingen (CH)	https://www.herz-neuro-zentrum.ch/events/11-thurgauer-notfallmedizin-symposium
Kölner Treppenlauf	21.06.2026	Köln	https://www.koelner-treppenlauf.de
Air Med	16.–18.09.2026	München	https://airmed2026.com
DGAI-Jahreskongress	16.–18.09.2026	Kassel	https://www.dgai-jahreskongress.de
Rettungsdienstkongress online	05.–11.11.2026	*Online*	www.rettungsdienstkongress.de/rdk26/
25. Berliner RD-Symposium 9. Berliner ZNA Berlin Symposium	19.–21.11.2026	Berlin	https://www.berliner-rettungsdienstsymposium.de
Deutscher Rettungsdienstag	20.–21.11.2026	Hamburg-Bergedorf	https://deutscher-rettungsdienstag.de/
Notfallgäu 2026	20.–21.11.2026	Memmingen	https://notfallgäu.de
DIVI-Kongress	02.–04.12.2026	Hamburg	https://akademie.divi.de/alle/3052-26-kongress-der-divi-divi26/2026-12-04-08-00

Veranstaltungen international

VERANSTALTUNG	DATUM	ORT	WEBSITE
EMS World Expo	28.09.–02.10.2026	Orlando FL (USA)	www.hmpglobalevents.com/emsworldexpo/future-meetings
EUSEM-Kongress	24.–27.09.2026	Paris	https://eusemcongress.org/future-congresses/

Alle Terminangaben ohne Gewähr.
Möchten Sie ebenfalls einen Termin veröffentlichen? Dann wenden Sie sich bitte an rettungsdienst@elsevier.de.

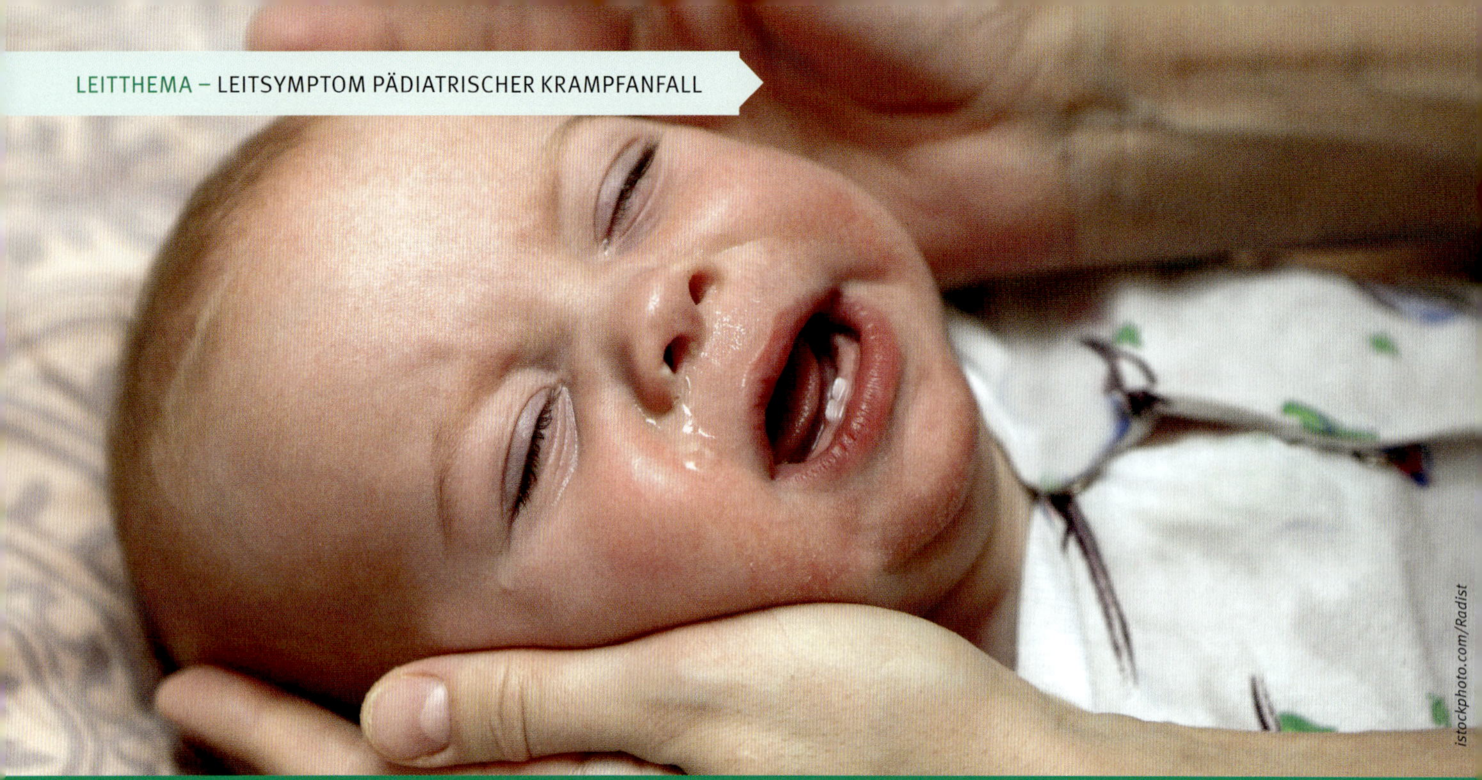

Kleiner Mensch, große Krämpfe: Leitsymptom pädiatrischer Krampfanfall

Schlüsselwörter:
pädiatrischer Krampfanfall
Fieberkrampf
Status epilepticus
Midazolam
präklinisches Management
Antikonvulsiva
Notfallmedizin
infektassoziierter Krampfanfall
Crew Resource Management

Zusammenfassung: *Krampfanfälle zählen zu den häufigsten Vorstellungsgründen in der Pädiatrie und stellen präklinisch wie innerklinisch eine diagnostische und therapeutische Herausforderung dar. Der im Akutsetting verwendete Begriff „Krampfanfall" ist unspezifisch und umfasst heterogene Krankheitsentitäten mit unterschiedlichen Ätiologien, Prognosen und Therapieansätzen. Eine unzureichende Differenzierung birgt das Risiko inadäquater Diagnostik und Therapie sowie des Übersehens potenziell lebensbedrohlicher Ursachen. Der Beitrag gibt einen strukturierten Überblick über klinisch relevante Krampfanfallsentitäten im Kindesalter und betont die Bedeutung einer leitlinienorientierten Entscheidungsfindung in der prä- und innerklinischen Notfallmedizin.*

Bedeutung für die Notfallmedizin

Der pädiatrische Krampfanfall ist ein zentrales Leitsymptom der Notfallmedizin und konfrontiert die Einsatzkräfte regelmäßig mit komplexen Entscheidungsprozessen. Einerseits sind viele Anfallsereignisse selbstlimitierend und prognostisch benigne, andererseits können identische oder sehr ähnliche klinische Präsentationen Ausdruck eines vital bedrohlichen Krankheitsbildes sein. Diese diagnostische Ambivalenz erfordert ein hohes Maß an strukturiertem Vorgehen, klinischer Wachsamkeit und leitlinienbasierter Entscheidungsfindung. Für den präklinischen Rettungsdienst besteht die primäre Herausforderung darin, unter Zeitdruck eine sichere Ersteinschätzung vorzunehmen, die Vitalfunktionen zu stabilisieren und frühzeitig über die Notwendigkeit einer medikamentösen Anfallsdurchbrechung zu entscheiden. Insbesondere beim Status epilepticus ist die zeitgerechte Gabe von Benzodiazepinen prognostisch relevant, da eine zunehmende Anfallsdauer mit steigender Therapieresistenz und erhöhtem Risiko für systemische und neurologische Komplikationen einhergeht. Gleichzeitig erfordert der pädiatrische Kontext eine zurückhaltende und evidenzbasierte Diagnostik. Im Falle von typischen Fieberkrämpfen oder benignen infektassoziierten Anfällen ist eine invasive/generelle Abklärung in der Regel nicht indiziert. Eine solche Untersuchung kann zu einer unnötigen Belastung des Kindes und der Angehörigen führen. Eine klare Terminologie, standardisierte Algorithmen und eine strukturierte Übergabe an die weiterbehandelnde Klinik sind daher essenziell, um Versorgungsqualität und Patientensicherheit zu gewährleisten.

Allgemeine Definition und Klassifikation

Ein pädiatrischer Krampfanfall ist definiert als eine transiente Störung der Gehirnfunktion infolge exzessiver, synchroner neuronaler Aktivität, die sich klinisch durch motorische, sensorische, vegetative oder psychische Symptome manifestieren kann. Die klinischen Symptome variieren altersabhängig und umfassen generalisierte tonisch-klonische Anfälle sowie subtile fokale oder nicht motorische Phänomene. [2,10]
In Bezug auf Ätiologie und klinischen Kontext lassen sich im Kindesalter mehrere relevante Anfallskategorien differenzieren.

Einordnung der Begrifflichkeiten

Gemäß internationaler Definition manifestiert sich ein epileptischer Anfall durch das transiente Auftreten klinischer Zeichen infolge abnormer neuronaler Aktivität im Gehirn. Die vorliegende Definition umfasst sowohl unprovozierte epileptische Anfälle als auch akute Symptome, die im Rahmen eines Anfalls auftreten. Es besteht jedoch keine klare Abgrenzung zu Ereignissen wie (konvulsiven) Synkopen, Bewegungsstörungen oder psychogenen Anfällen. Insbesondere im Säuglings- und Kleinkindalter erweist sich diese Abgrenzung als klinisch anspruchsvoll, da Anamnese, Fremdbeobachtung und neurologischer Untersuchungsbefund häufig eingeschränkt sind. Die einzelnen klinischen Zeichen besitzen keine ausreichende diagnostische Trennschärfe. In der Notfallmedizin ist demnach nicht allein die Anfallssemiologie von Relevanz, sondern die strukturierte Evaluation von Kontextfaktoren, Risikokonstellationen und Warnzeichen. Die Verwendung präziser Terminologie ist eine Voraussetzung für eine sichere interprofessionelle Kommunikation und eine adäquate Risikostratifizierung. In der notfallmedizinischen Praxis erfolgt die Unterscheidung zwischen einfachen und komplexen Fieberkrampfanfällen primär auf der Grundlage der vorliegenden Daten. Ihr Einsatzgebiet liegt demnach nicht in der Epilepsiediagnose, sondern in der Risikostratifizierung, der Diagnostikentscheidung und der Prognoseeinschätzung. [2,3,10,14]

Epileptischer Anfall

Definition und Klassifikation

Epilepsie ist eine Erkrankung des Gehirns, die mit einer anhaltenden Prädisposition für epileptische Anfälle einhergeht. Gemäß der Definition der International League Against Epilepsy (ILAE) wird von einer Epilepsie gesprochen, wenn mindestens zwei unprovozierte Anfälle im Abstand von mehr als 24 Stunden auftreten, bei einem unprovozierten Anfall ein hohes Rezidivrisiko besteht oder ein gesichertes Epilepsiesyndrom vorliegt. Für die klinische Einordnung ist die Klassifikation nach Anfallsbeginn sowie nach ätiologischen Achsen von entscheidender Relevanz.

Epidemiologie

Epilepsie ist eine der am häufigsten auftretenden chronischen neurologischen Erkrankungen im Kindesalter. Die Inzidenz und Prävalenz variieren in Abhängigkeit von Region, sozioökonomischen Faktoren und Versorgungsstrukturen, wobei höhere Krankheitslasten in ressourcenarmen Settings beschrieben sind. Ein signifikanter Anteil der Epilepsien manifestiert sich in den ersten Lebensjahren; insgesamt treten die meisten Erstmanifestationen vor dem 20. Lebensjahr auf. Diese frühe Manifestation unterstreicht die besondere Relevanz der pädiatrischen Notfallmedizin für die Diagnostik und das initiale Management. [2,5,7,10,11,19]

Ätiologie

Die Ätiologie epileptischer Anfälle im Kindesalter ist heterogen und altersabhängig. Zu den zentralen Ursachen zählen genetisch determinierte Epilepsiesyndrome, strukturelle Hirnveränderungen wie kortikale Dysplasien oder perinatale Läsionen, postinfektiöse und posttraumatische Schädigungen sowie metabolische oder mitochondriale Erkrankungen. Trotz moderner diagnostischer Möglichkeiten bleibt die Ursache in einem relevanten Anteil der Fälle unklar. Die Einordnung entlang der ätiologischen Achsen der International League Against Epilepsy (ILAE) besitzt dennoch hohe prognostische und therapeutische Relevanz. [5,7,10,11,14,19]

Der Status epilepticus wird durch eine Reihe von Faktoren verursacht, darunter prolongierte febrile Anfälle, akute metabolische Entgleisungen, Infektionen im Zentralnervensystem (ZNS) sowie strukturelle Hirnpathologien. Bei einer bestehenden Epilepsieerkrankung spielen Therapieunterbrechungen, mangelnde Adhärenz der Patientinnen und Patienten oder pharmakologische Interaktionen eine zentrale Rolle. Die Identifikation der zugrunde liegenden Ursache ist von entscheidender Relevanz für das weitere diagnostische Vorgehen und den klinischen Verlauf. [3,5,7,10,11,14,19]

Pathophysiologie

Epileptische Anfälle resultieren aus einer pathologischen Netzwerkhyperexzitabilität mit synchronisierter neuronaler Aktivität. Aus pathophysiologischer Perspektive ist ein Ungleichgewicht zwischen exzitatorischen und inhibitorischen neuronalen Netzwerken zu beobachten, wobei glutamaterge und GABAerge Signalwege eine zentrale Rolle spielen. Es konnte in zahlreichen Studien nachgewiesen werden, dass Veränderungen der synaptischen Plastizität, der Ionenkanäle und der Rezeptorfunktion (➤ Abb. 1) sowie strukturelle Netzwerkveränderungen die Entstehung epileptogener Netzwerke begünstigen. Genetische Varianten können die neuronale Erregbarkeit direkt modulieren.

Mit zunehmender Anfallsdauer kommt es zu dynamischen Veränderungen auf Netzwerk- und Rezeptorebene, die mit einer abnehmenden Wirksamkeit von Benzodiazepinen einhergehen. Parallel dazu steigt das Risiko systemischer Komplikationen, wie etwa Hypoxie, Hyperkapnie, metabolische Azidose, Hyperthermie und Rhabdomyolyse sowie potenzieller neuronaler Schädigung. Die Notwendigkeit eines frühzeitigen, strikt protokollbasierten Managements ist in der Zeitabhängigkeit begründet. [5,7,10,11,14,19]

Henriette Rintelen, Velbert

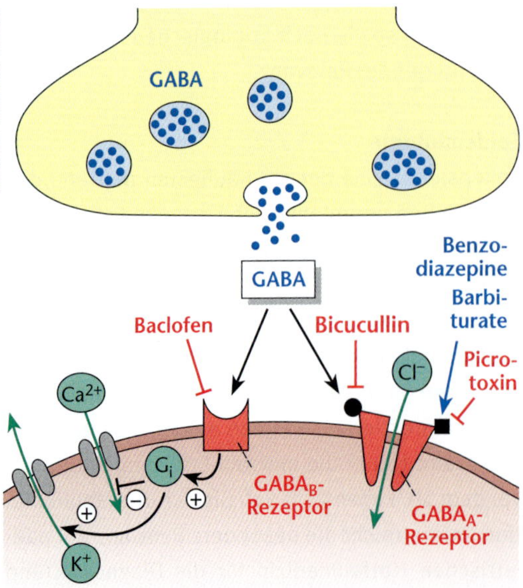

Abb. 1 GABA-Rezeptor

Klinisches Bild

Die klinische Präsentation epileptischer Anfälle im Kindesalter ist heterogen und altersabhängig. Fokale Anfälle können sich motorisch, sensorisch, autonom oder kognitiv äußern und mit oder ohne Bewusstseinsbeeinträchtigung einhergehen. Zu den generalisierten Anfällen zählen tonisch-klonische Anfälle (➤ Abb. 2), Absencen sowie myoklonische Anfälle. Die postiktale Phase manifestiert sich in einer Bandbreite von kurzer Desorientierung bis hin zu prolongierter Somnolenz oder fokalen neurologischen Defiziten, wobei insbesondere eine Todd-Parese zu beobachten ist. Als Todd- Parese bezeichnet man eine passagere Lähmung, die nach einem epileptischen Anfall auftreten kann. [5,7,10,11,14,19]

Diagnostik

Präklinisch Im präklinischen Setting haben die Sicherung der Vitalfunktionen, die möglichst exakte Erfassung der Anfallsdauer sowie die frühzeitige Identifikation potenziell reversibler Ursachen oberste Priorität. Obligat sind die Bestimmung des Blutzuckerspiegels sowie ein strukturiertes Monitoring von Sauerstoffsättigung, Herzfrequenz, Blutdruck und Atemfrequenz. Für die klinische Ein-

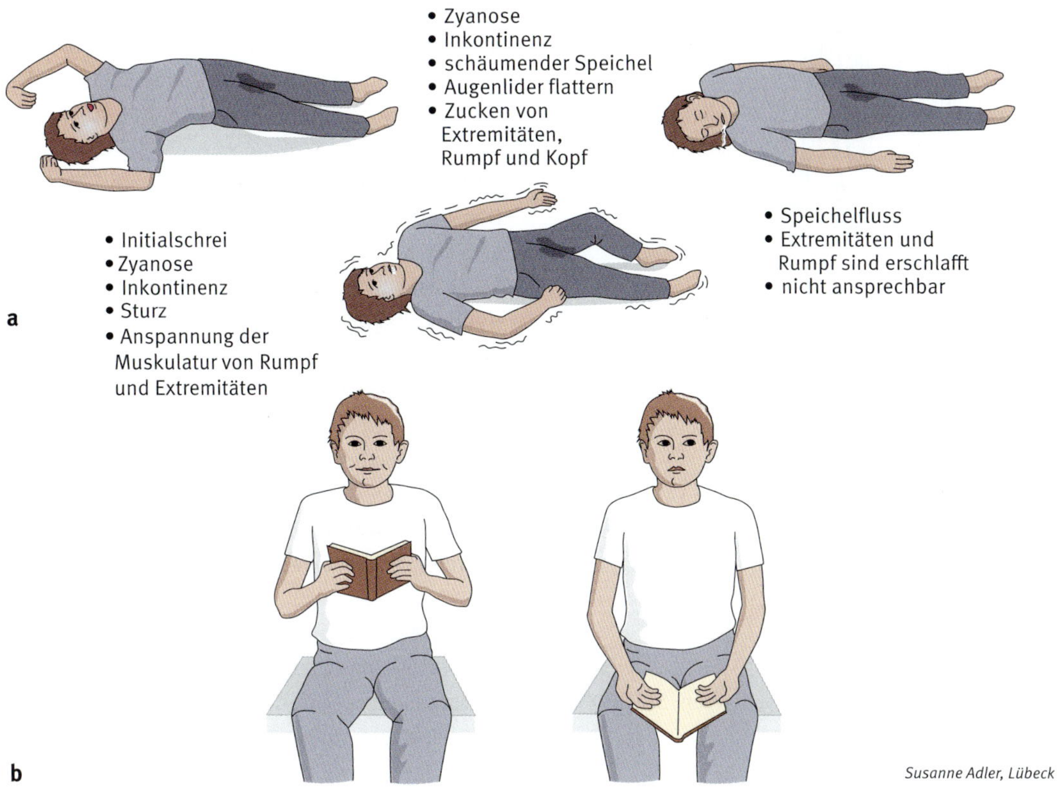

Abb. 2 a) Tonisch-klonischer Anfall, b) Absence

ordnung ist eine fokussierte Anamnese unter Einbezug von Augenzeugen, idealerweise ergänzt durch vorhandenes Videomaterial, von zentraler Bedeutung. Dabei sollten Hinweise auf ein vorausgegangenes Trauma, Zeichen einer Infektion, mögliche Intoxikationen sowie eine bekannte Epilepsie systematisch und aktiv erhoben werden. [5,7,10,11,14,19]

Innerklinisch Nach einem unprovozierten epileptischen Anfall sind eine strukturierte Anfallsanamnese, eine vollständige neurologische Untersuchung sowie eine weiterführende Diagnostik erforderlich. Diese umfasst in der Regel ein Elektroenzephalogramm (EEG) sowie je nach klinischer Konstellation eine kraniale Bildgebung, bevorzugt eine Magnetresonanztomografie mit epilepsiespezifischem Protokoll. Eine akute Bildgebung mittels Computertomografie ist bei Verdacht auf Trauma, intrakranielle Blutung, fokale neurologische Defizite oder persistierende Bewusstseinsstörung indiziert. Laboruntersuchungen dienen dem Ausschluss akuter Trigger. Zu diesem Zweck werden verschiedene Parameter analysiert, darunter Blutzucker, Elektrolyte, Blutgasanalyse sowie bei entsprechender Fragestellung Entzündungsparameter und toxikologische Untersuchungen. Bei bekannter Epilepsie ist die Bestimmung von Medikamentenspiegeln sowie die Überprüfung der Therapieadhärenz sinnvoll. Im Falle eines Verdachts auf einen nicht konvulsiven Status epilepticus ist eine Elektroenzephalografie (EEG) von essenzieller Bedeutung, um eine entsprechende Diagnose zu stellen. Eine Lumbalpunktion (➤ Abb. 3) ist bei klinischem Verdacht auf eine ZNS-Infektion oder eine Enzephalitis indiziert. [5,7,10,11,14,19]

Differenzialdiagnostik

Zu den wesentlichen Differenzialdiagnosen epileptischer Anfälle im Kindesalter zählen Synkopen, insbesondere solche mit vasovagalen oder kardialen Ursachen, psychogene, nicht epileptische Anfälle, Bewegungsstörungen, Parasomnien sowie Migräneäquivalente. Da einzelne klinische Zeichen nicht ausreichend trennscharf sind, ist eine strukturierte Anamnese unter Einbezug von Fremdbeobachtungen und möglichst Videoaufzeichnungen von hoher diagnostischer Relevanz. Insbesondere im Jugendalter ist eine differenzialdiagnostische Berücksichtigung psychogener Anfälle von großer Bedeutung. Bei anhaltender diagnostischer Unsicherheit ist die EEG-Diagnostik von essenzieller Bedeutung, insbesondere zum

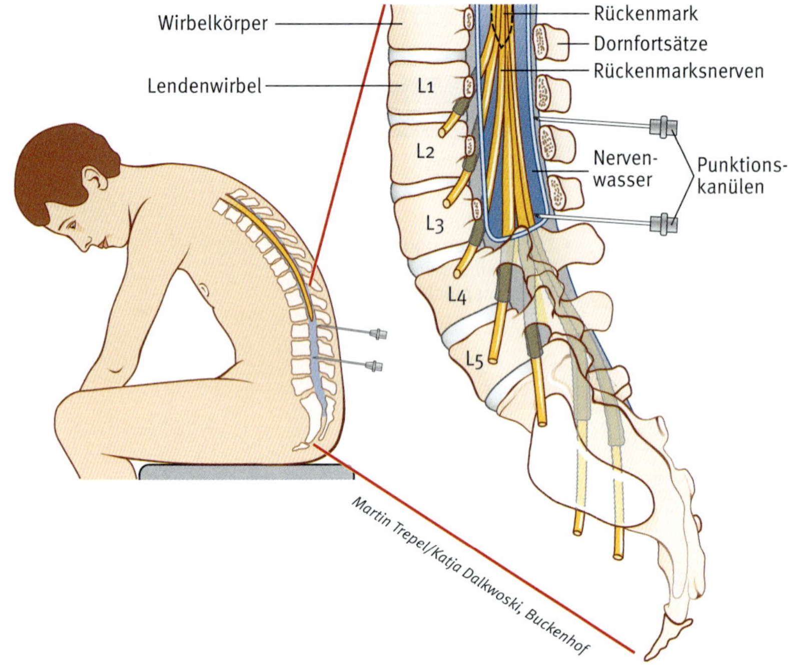

Abb. 3 Lumbalpunktion

Ausschluss eines nicht-konvulsiven Status epilepticus. [5,7,10,11,14,19]

Prognostische Folgen und Langzeitkomplikationen

Die Prognose epileptischer Anfälle im Kindesalter ist stark syndromabhängig. Es konnte in zahlreichen Studien nachgewiesen werden, dass eine adäquate Therapie die Wahrscheinlichkeit einer langfristigen Anfallsfreiheit signifikant erhöht. Als ungünstige Prognosefaktoren haben sich epileptische Enzephalopathien, strukturelle Hirnveränderungen und pharmakoresistente Verläufe erwiesen. Für die Prognostik sind insbesondere die Ätiologie, die Befunde des EEG, das Entwicklungsprofil sowie das frühe Therapieansprechen von Relevanz.

Status epilepticus

Definition und Klassifikation

Der Status epilepticus ist definiert als Zustand infolge des Versagens anfallsbeendender Mechanismen oder durch Mechanismen, die zu einer pathologisch prolongierten Anfallsaktivität führen. Es handelt sich folglich um einen neurologischen Notfall. Für den konvulsiven Status epilepticus wird eine Anfallsdauer von länger als fünf Minuten oder das Auftreten mehrerer Anfälle hintereinander, ohne dass das vollständige Bewusstsein dazwischen wiedererlangt wird, als Zeitpunkt für therapeutische Interventionen definiert. In der medizinischen Fachsprache wird zwischen konvulsivem, nicht konvulsivem und refraktärem Status epilepticus differenziert. [2,5,7,11,10,14,19]

Epidemiologie

Der konvulsive Status epilepticus manifestiert sich im Kindesalter mit einer Inzidenz von etwa 10–20 pro 100.000 Kindern und Jahr [2], wobei ein Häufigkeitsgipfel im Säuglings- und Kleinkindalter zu verzeichnen ist. Im Vergleich zu Erwachsenen manifestieren sich fieberassoziierte und akut symptomatische Ursachen im Kindesalter mit erhöhter Prävalenz. Die Ätiologie stellt einen entscheidenden prognostischen Faktor dar und beeinflusst sowohl die Mortalität als auch das Risiko neurologischer Folgeschäden. [2, 5,7,10,11,19]

Ätiologie

Der Status epilepticus wird durch eine Reihe von Faktoren verursacht, darunter prolongierte febrile Anfälle, akute metabolische Entgleisungen, ZNS-Infektionen sowie strukturelle Hirnpathologien. Bei einer bestehenden Epilepsieerkrankung spielen Therapieunterbrechungen, mangelnde Adhärenz der Patientinnen und Patienten oder pharmakologische Interaktionen eine zentrale Rolle. Die Identifikation der zugrunde liegenden Ursache ist von entscheidender Relevanz für das weitere diagnostische Vorgehen und den klinischen Verlauf. [3,5,7,10,11,14,19]

Pathophysiologie

s. o. Epileptische Anfälle → Pathophysiologie

Klinisches Bild

Der konvulsive Status epilepticus zeichnet sich durch anhaltende oder serielle tonisch-klonische Anfallsaktivität ohne vollständige Wiedererlangung des Bewusstseins zwischen den Ereignissen aus. Mit zunehmender Dauer kann es zu einer Abnahme der motorischen Aktivität und einem Übergang in einen subtileren oder nicht konvulsiven Status kommen. Der nicht konvulsive Status epilepticus manifestiert sich klinisch häufig in Form einer persistierenden Bewusstseinsstörung, einer Verhaltensauffälligkeit oder einer Vigilanzminderung nach einem initialen motorischen Anfall. Zur Sicherung der Diagnose ist eine EEG-Untersuchung erforderlich. [5,7,10,11,14,19]

Tab. 1 Differenzierung Krampfanfall

	Einfacher Krampfanfall	Komplexer Krampfanfall
Anfallsform	generalisiert	fokal oder generalisiert
Dauer	unter 15 Minuten	15 Minuten oder länger
Rezidiv innerhalb 24 h	nein	ja möglich
Postiktales Defizit	nein	möglich
Prognose	exzellent	insgesamt gut, aber erhöhtes Risiko
Abklärungsbedarf	gering	erhöht, kontextabhängig

Diagnostik
s.o. Epileptische Anfälle → Diagnostik

Differenzialdiagnostik
s.o. Epileptische Anfälle → Differenzialdiagnostik

Prognostische Folgen und Langzeitkomplikationen
Der Status epilepticus ist eine ernstzunehmende, potenziell tödliche Störung, deren Mortalität und neurologisches Ergebnis maßgeblich von der zugrunde liegenden Ursache sowie der Dauer der Anfälle beeinflusst wird. Im Kindesalter ist die Mortalität insgesamt geringer als bei Erwachsenen, steigt jedoch deutlich bei strukturellen oder infektiösen Ursachen sowie bei prolongierten oder refraktären Verläufen. Ein frühzeitiges und konsequentes Management ist prognostisch entscheidend. [5,7,10,11,14,19]

Fieberkrampf

Definition und Klassifikation
Ein Fieberkrampf ist definiert als ein epileptischer Anfall, der im zeitlichen Zusammenhang mit einer fieberhaften Erkrankung bei Kindern im Alter zwischen sechs Monaten und fünf Jahren auftritt, ohne Hinweise auf eine akute ZNS-Infektion, eine metabolische Entgleisung oder eine vorbestehende Epilepsie. Klinisch wird zwischen einfachen und komplexen Fieberkrämpfen differenziert, da diese Unterscheidung diagnostische Konsequenzen und prognostische Relevanz besitzt (> Tab. 1). [2,8]

Einfacher Krampfanfall (einfacher Fieberkrampf)
Ein einfacher Krampfanfall ist ein generalisiert auftretender epileptischer Anfall, der im Rahmen einer fieberhaften Erkrankung auftritt und alle folgenden Kriterien erfüllt [2,8]:

- generalisierte Anfallsmanifestation ohne fokale Zeichen
- Anfallsdauer unter 15 Minuten
- kein Rezidiv innerhalb von 24 Stunden
- vollständige neurologische Erholung ohne persistierendes Defizit
- kein Hinweis auf ZNS-Infektion, metabolische Ursache oder strukturelle Hirnpathologie

Klinische Bedeutung Der einfache Krampfanfall gilt als prognostisch benigne. Es besteht keine Indikation zur routinemäßigen Bildgebung, EEG-Diagnostik (> Abb. 4) oder antikonvulsiven Dauertherapie. Das spätere Epilepsierisiko ist demnach nur geringfügig erhöht.

Komplexer Krampfanfall (komplexer Fieberkrampf)
Ein komplexer Krampfanfall liegt vor, wenn mindestens eines der folgenden Kriterien erfüllt ist [2,8]:

- Anfallsdauer von 15 Minuten oder länger
- fokale Anfallszeichen während oder nach dem Ereignis
- Rezidiv eines weiteren Krampfanfalls innerhalb von 24 Stunden
- prolongierte postiktale Phase oder transientes fokales neurologisches Defizit

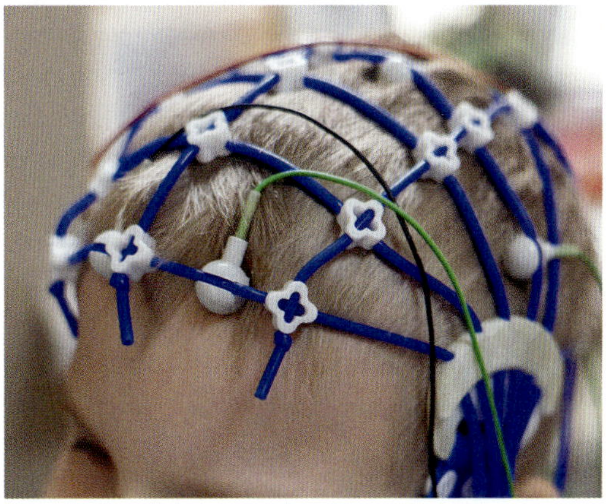
istockphoto.com/Alona Siniehina

Abb. 4 EEG beim Kind

Klinische Bedeutung Es konnte festgestellt werden, dass ein komplexer Krampfanfall mit einem erhöhten Abklärungsbedarf assoziiert ist. In Abhängigkeit vom klinischen Kontext kann eine erweiterte Diagnostik erforderlich sein, insbesondere zum Ausschluss einer ZNS-Infektion, struktureller Ursachen oder einer beginnenden Epilepsie. Das spätere Epilepsierisiko ist höher als beim einfachen Fieberkrampf, bleibt jedoch insgesamt moderat. [2,8,10,14]

> **Merke:** Bei Fieberkrämpfen wird zwischen einfachen und komplexen Verläufen differenziert. Diese Klassifizierung ist bereits in der präklinischen Phase von entscheidender Bedeutung, da sie die Weichen für das weitere therapeutische und diagnostische Management stellt.

Epidemiologie

Fieberkrämpfe manifestieren sich mit der höchsten Prävalenz im frühen Kindesalter. In westlichen Industrienationen liegt die Lebenszeitprävalenz bei etwa 2–5 Prozent. Der Altersgipfel liegt im zweiten Lebensjahr, wobei Jungen geringfügig häufiger betroffen sind. Rezidive treten bei etwa einem Drittel der betroffenen Kinder auf. Als Risikofaktoren werden ein junges Alter bei Erstmanifestation, eine positive Familienanamnese sowie ein rascher Temperaturanstieg oder eine vergleichsweise niedrige Körpertemperatur zum Zeitpunkt des Anfalls angesehen. [2,3,8,23]

Ätiologie

Die Entstehung von Fieberkrämpfen ist multifaktoriell. Auslösende Faktoren sind insbesondere virale Infektionen der oberen Atemwege oder des Gastrointestinaltrakts. Genetische Prädispositionen manifestieren sich als Vulnerabilitätsfaktoren, was sich in familiären Häufungen widerspiegelt. Es konnte in der wissenschaftlichen Literatur eine Assoziation zwischen Impfungen und dem Auftreten von Fieberkrämpfen festgestellt werden. Es besteht jedoch keine Evidenz für eine erhöhte Wahrscheinlichkeit eines langfristigen Epilepsierisikos. Entscheidend ist demnach nicht die immunologische Stimulation an sich, sondern das Auftreten von Fieber als Trigger. [2,3,8,23]

Pathophysiologie

Im frühen Kindesalter ist die Krampfschwelle des kindlichen Gehirns physiologisch reduziert. Dieser Umstand ist auf die noch nicht abgeschlossene Reifung inhibitorischer Netzwerke zurückzuführen. Fieber beeinflusst temperaturabhängig die synaptische Transmission und moduliert über inflammatorische Mediatoren wie Interleukin 1 beta die neuronale Erregbarkeit. Experimentelle und klinische Daten stützen die zentrale Rolle endogener Fiebermediatoren in der Anfallsgeneration. Prolongierte febrile Anfälle können mit pathophysiologischen Veränderungen einhergehen, die langfristig epileptogene Prozesse begünstigen können, wenngleich dies für den typischen Fieberkrampf nicht als Regelfall zu betrachten ist. [2,3,8,23]

Klinisches Bild

Fieberkrämpfe äußern sich in der Regel als generalisierte tonisch-klonische Anfälle. Einfache Fieberkrämpfe sind durch eine Anfallsdauer unter 15 Minuten, fehlende Fokalität, ein einmaliges Auftreten innerhalb von 24 Stunden und eine rasche vollständige neurologische Erholung gekennzeichnet. Gemäß der aktuellen Klassifikation werden komplexe Fieberkrämpfe als solche definiert, die eine Dauer von mindestens 15 Minuten aufweisen, fokale Anteile zeigen oder innerhalb eines Zeitraums von 24 Stunden mehrfach auftreten. Häufig manifestieren sie sich in Verbindung mit einer prolongierten postiktalen Phase und bedürfen einer intensiveren diagnostischen Abklärung. Transiente postiktale neurologische Defizite können auftreten, sind jedoch stets als Warnsignal zu werten und erfordern eine sorgfältige Abgrenzung gegenüber strukturellen oder infektiösen Ursachen. [2,3,8,23]

Diagnostik

Präklinisch Die präklinische Diagnostik umfasst die Erhebung der Anamnese, die Messung der Körpertemperatur, die Beurteilung des neurologischen Status nach Anfallsende sowie den Ausschluss akuter vitaler Bedrohungen. Im Falle eines einfachen Fieberkrampfes ist keine weiterführende apparative Diagnostik erforderlich. [2,3,8,23]

Innerklinisch Das Ziel der innerklinischen Diagnostik besteht darin, den Ausschluss einer Infektion des ZNS oder anderer potenziell gefährlicher Ursachen zu gewährleisten. Bei einem typischen einfachen Fieberkrampf mit rascher vollständiger Erholung und unauffälligem neurologischen Befund ist in der Regel keine weiterführende Diagnostik notwendig. Eine Lumbalpunktion ist indiziert bei klinischem Verdacht auf Meningitis oder Enzephalitis, bei persistierender Bewusstseinsstörung, ausgeprägtem toxischen Erscheinungsbild oder wenn eine sichere klinische Abgrenzung nicht möglich ist. Bei unkompliziertem Verlauf besteht keine Indikation für eine routinemäßige Durchführung von EEG-Untersuchungen oder bildgebenden Verfahren. Bei atypischem Erkrankungsalter, fokalneurologischen Auffälligkeiten, verzögerter klinischer Erholung oder rezidivierenden komplexen Fieberkrampfereignissen kann jedoch eine weiterführende Diagnostik im Einzelfall gerechtfertigt sein. [2,3,8,23]

Differenzialdiagnostik

Im Rahmen der differenzialdiagnostischen Abklärung sind eine bakterielle oder virale Meningitis bzw. Enzephalitis, akute symptomatische Anfälle infolge metabolischer Entgleisungen, Intoxikationen oder eines Schädel-Hirn-Traumas sowie die Erstmanifestation einer Epilepsie auszuschließen. Zusätzlich sind je nach Alter nicht epileptische Ereignisse wie Synkopen, Schüttelfrost oder affektive Atemanhalte-Episoden zu berücksichtigen. Die Abgrenzung erfolgt primär klinisch und kontextbezogen. [2,3,8,23]

Prognostische Folgen und Langzeitkomplikationen

Die Prognose von Fieberkrämpfen ist als exzellent zu bewerten. Es konnte keine erhöhte Mortalität festgestellt werden und in der Regel wurden keine langfristigen neurokognitiven Beeinträchtigungen beobachtet. Das Risiko einer späteren Epilepsie ist bei einfachen Fieberkrämpfen als gering einzustufen. Bei komplexen Fieberkrämpfen, neurologischen Vorerkrankungen oder einer positiven Familienanamnese ist das Risiko, an Epilepsie zu erkranken, moderat erhöht. [2,3,8]

Infektassoziierter Krampfanfall ohne direkte ZNS-Infektion

Definition und Klassifikation

Die vorliegende Gruppe umfasst Anfälle, die im Zusammenhang mit systemischen Infektionen auftreten, jedoch nicht die Kriterien eines klassischen Fieberkrampfes erfüllen. Typischerweise manifestieren sich diese Anfälle außerhalb des klassischen Altersfensters, ohne dass klinische oder laborchemische Hinweise auf eine Beteiligung des ZNS erkennbar sind. Als prototypisches Beispiel werden benigne Konvulsionen im Rahmen einer milden viralen Gastroenteritis angesehen. [13,15,18,27]

Epidemiologie

Infektassoziierte Anfälle manifestieren sich überwiegend bei Säuglingen und Kleinkindern. Das Krankheitsbild der benignen Konvulsionen wird insbesondere in Bezug auf eine gastrointestinale Infektion mit Rota- oder Noroviren ausführlich diskutiert. Aufgrund heterogener Definitionen und diagnostischer Kriterien ist die epidemiologische Datenlage weniger standardisiert als beim Fieberkrampf. Charakteristisch sind kurze Anfallscluster über einen begrenzten Zeitraum bei insgesamt günstiger Prognose. [3,10,27]

Ätiologie

Als Auslöser werden systemische Infektionen ohne direkte Beteiligung des zentralen Nervensystems angesehen. Bei der vorliegenden Form der gastrointestinalen Infektion sind virale Erreger am häufigsten als Ursache genannt. Gegenstand der Diskussion sind immunvermittelte Mechanismen, insbesondere proinflammatorische Zytokine, sowie vorübergehende Störungen des Flüssigkeits- und Elektrolythaushalts und metabolische Stressreaktionen. Strukturelle Hirnschäden sind definitionsgemäß nicht festzustellen. [13,15,18,27]

Pathophysiologie

Aus pathophysiologischer Perspektive wird eine temporäre Reduktion der Krampfschwelle postuliert, die durch inflammatorische Signalwege und metabolische Modulatoren vermittelt wird, ohne dass eine dauerhafte epileptogene Läsion entsteht. Dieses Konzept erklärt die häufig kurze Anfallsdauer, die Tendenz zu Anfallsclustern und die insgesamt günstige Prognose. Es sei jedoch angemerkt, dass die Diagnose einer benignen infektassoziierten Konstellation stets unter der Prämisse erfolgen sollte, dass schwerwiegende Ursachen ausgeschlossen werden konnten. [13,15,18,27]

Klinisches Bild

Typisch sind kurze, häufig unter fünf Minuten andauernde generalisierte Anfälle, die nicht selten in Clustern innerhalb weniger Stunden auftreten. Es ist evident, dass sich im Intervall zwischen den Ereignissen in der Regel ein unauffälliger neurologischer Status manifestiert, der von einer raschen Rekonstitution begleitet wird. Klinische Warnzeichen umfassen eine prolongierte Bewusstseinsstörung, fokale neurologische Defizite, eine ausgeprägte Dehydratation, ein schweres toxisches Krankheitsbild oder klinische Hinweise auf eine Beteiligung des ZNS. [13,15,18,27]

Diagnostik

Präklinisch Im präklinischen Setting liegt der Schwerpunkt auf der strukturierten Beurteilung des Allgemeinzustands, des Hydratationsstatus sowie der Vitalparameter; eine Blutzuckermessung ist dabei obligat. Von zentraler Bedeutung ist zudem die gezielte Suche nach Hinweisen auf schwerwiegende systemische Erkrankungen oder eine Beteiligung des ZNS. [13,15,18,27]

Innerklinisch Die diagnostischen Maßnahmen dienen primär dem Ausschluss behandelbarer Auslöser sowie potenziell schwerwiegender Differenzialdiagnosen. Empirische Untersuchungen belegen, dass eine Basisdiagnostik mit Bestimmung des Blutzuckers sowie der Serum-Elektrolyte, insbesondere Natrium und Kalzium, sinnvoll und empfehlenswert ist. Bei klinischem Verdacht auf eine Gastroenteritis sollte zusätzlich der Hydratationsstatus beurteilt und gegebenenfalls der Ketose-Status erhoben werden. In der typischen klinischen Konstellation mit rascher neurologischer Erholung sind EEG-Untersuchungen und bildgebende Verfahren in der Regel entbehrlich; sie sollten jedoch bei fokalneurologischen Auffälligkeiten, atypischem Erkrankungsalter, prolongierter Vigilanzminderung oder ausbleibender klinischer Rekonstitution großzügig in Erwägung gezogen werden. [13,15,18,27]

Differenzialdiagnostik

Es ist von essenzieller Bedeutung, Fieberkrämpfe von anderen Anfallsformen zu differenzieren. Dies ist insbesondere dann relevant, wenn das Fieber nicht gemessen wurde oder wenn der Anfall kurz zuvor aufgetreten ist. Eine weitere Abgrenzung ist bei akuten, symptomatischen Anfällen erforderlich, die durch Hypoglykämie oder Elektrolytstörungen bedingt sind. Auch Intoxikationen sowie Infektionen des ZNS müssen berücksichtigt werden. Darüber hinaus sind unprovozierte epileptische Anfälle als Erstmanifestation einer Epilepsie zu berücksichtigen. Eine sichere Zuordnung erfordert den Ausschluss schwerwiegender Ursachen bei typischer klinischer Rekonstitution. [13,15,18,27]

Prognostische Folgen und Langzeitkomplikationen

Unter der Annahme einer typischen Konstellation kann eine positive Prognose gestellt werden. Die Kinder erholen sich vollständig und zeigen keine relevanten Langzeitdefizite. Ein dauerhaft erhöhtes Epilepsierisiko wird bei benignen Konstellationen in der Regel nicht beobachtet, vorausgesetzt, eine korrekte diagnostische Einordnung nach Ausschluss schwerer Ursachen findet statt. [13,15,18,27]

Akut symptomatischer Anfall

Definition und Klassifikation

Akut symptomatische Anfälle manifestieren sich in enger zeitlicher Korrelation zu einem identifizierbaren akuten Insult. Zu den relevanten Faktoren zählen in diesem Kontext metabolische Entgleisungen, Intoxikationen, Schädel-Hirn-Traumata, hypoxisch-ischämische Ereignisse sowie akute ZNS-Infektionen. Diese Anfälle sind klar von unprovozierten epileptischen Anfällen abzugrenzen und besitzen eine eigenständige prognostische Bedeutung. [3,5,19]

Epidemiologie

Akut symptomatische Anfälle treten besonders häufig im Kontext der Notaufnahme und der Intensivmedizin auf und betreffen alle pädiatrischen Altersgruppen. Im Säuglingsalter ist die Inzidenz erhöht, was auf eine erhöhte Vulnerabilität gegenüber metabolischen Entgleisungen, Infektionen und hypoxischen Ereignissen zurückzuführen ist. Sie stellen einen wesentlichen Anteil der erstmaligen Anfallsereignisse dar, wobei die genaue Häufigkeit populationsabhängig variiert. [3,5,19]

Ätiologie

Akut symptomatische Anfälle entstehen in direktem kausalem Zusammenhang mit einem identifizierbaren Insult. Im Kindesalter treten Hypoglykämien, Elektrolytstörungen (insbesondere Hyponatriämien und Hypokalzämien), akute ZNS-Infektionen, Intoxikationen (einschließlich iatrogener Ursachen), Schädel-Hirn-Traumata, intrakranielle Blutungen sowie hypoxisch-ischämische Ereignisse (➤ Abb. 5) als häufigste Ursachen auf. Für die diagnostische Zuordnung ist die zeitliche Nähe zwischen Auslöser und Anfall von essenzieller Bedeutung. [3,5,19]

Pathophysiologie

Die Pathophysiologie akut symptomatischer Anfälle ist unmittelbar durch den auslösenden Insult bedingt. Metabolische Störungen destabilisieren die Membranpotenziale und die zelluläre Energieversorgung, während toxische Substanzen die Rezeptor- und Ionenkanalfunktionen modulieren. Strukturelle Läsionen führen zu einer kortikalen Irritation und Netzwerkdesorganisation, und Infektionen induzieren über eine Neuroinflammation eine gesteigerte neuronale Erregbarkeit. Akut symptomatische Anfälle reflektieren damit primär eine reversible oder akut strukturelle Hirnfunktionsstörung und nicht zwingend eine chronische epileptogene Prädisposition. [3,5,19]

Klinisches Bild

Das klinische Bild akut symptomatischer Anfälle ist variabel und reicht von generalisierten tonisch-klonischen Anfällen bis hin zu fokalen oder nicht konvulsiven Anfallsformen. Hinweise auf eine symptomatische Ursache sind ein atypisches Manifestationsalter, Fokalität, anhaltende Vigilanzminderung, fokale neurologische Defizite sowie Begleitzeichen einer Intoxikation, metabolischen Entgleisung oder Infektion. [3,5,19]

> **Merke:** Die **Todd-Parese** beschreibt eine passagere Lähmung nach epileptischen Anfällen. Diese tritt typischerweise als Hemiparese in Erscheinung und kann sowohl nach fokalen als auch nach generalisierten Ereignissen beobachtet werden. Die Symptomatik ist meist innerhalb von Sekunden bis Stunden rückläufig.

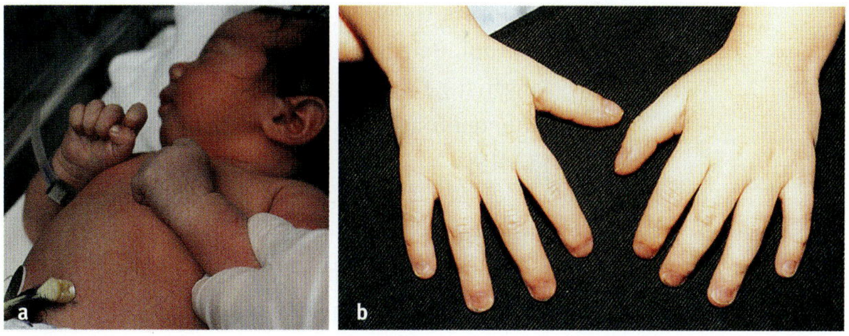

Abb. 5 Zyanose beim Kind [28]

Diagnostik

Präklinisch Die präklinische Diagnostik ist strikt ursachenorientiert. Neben der Sicherstellung der Vitalfunktionen sind eine unverzügliche Messung des Blutzuckerspiegels sowie die gezielte Suche nach Hinweisen auf Intoxikation, Trauma, Infektion oder metabolische Entgleisung von entscheidender Bedeutung. Es ist essenziell, die zeitliche Korrelation zwischen dem potenziellen Auslöser und dem Anfallsereignis zu dokumentieren. [3,5,19]

Innerklinisch Innerklinisch erfolgt eine zeitkritische, ätiologisch orientierte Diagnostik. Diese umfasst Laboruntersuchungen mit Bestimmung von Blutzucker, Elektrolyten, Blutgasanalyse und Entzündungsparametern sowie bei entsprechender klinischer Verdachtslage ein toxikologisches Screening. Eine bildgebende Diagnostik ist indiziert bei fokalneurologischen Auffälligkeiten, ausbleibender klinischer Erholung, anamnestischem Trauma oder Verdacht auf strukturelle ZNS-Ursachen. Das EEG stellt ein zentrales diagnostisches Instrument bei Verdacht auf einen nicht-konvulsiven Status epilepticus sowie bei persistierender Vigilanzminderung unklarer Genese dar. [3,5,19]

Differenzialdiagnostik

Im Rahmen der Differenzialdiagnostik ist eine Abgrenzung unprovozierter epileptischer Anfälle, Fieberkrämpfe im entsprechenden Alter und Fieberkontext sowie benigner, infektassoziierter Anfallsformen ohne ZNS-Beteiligung erforderlich. Für die Diagnose eines akuten Symptomfalls ist die Identifikation eines plausiblen zeitlich korrelierten Auslösers von entscheidender Bedeutung. [3,5,19]

Prognostische Folgen und Langzeitkomplikationen

Die Prognose wird in erster Linie durch die Grunderkrankung determiniert. Nach Beseitigung des

Auslösers treten in der Regel keine weiteren Anfälle auf. Bei strukturellen Hirninfarkten kann das langfristige Epilepsierisiko erhöht sein, weshalb eine neurologische Verlaufskontrolle sinnvoll ist. [3,5,19]

Therapie

Im Rahmen der Behandlung von Krampfanfällen bei Kindern und Jugendlichen wird zunächst eine eingehende Überwachung der Patienten mit dem Ziel einer Selbstlimitierung des Ereignisses vorgenommen. Sofern keine Selbstlimitierung eintritt, erfolgt eine medikamentöse, im Verlauf intensivmedizinische Eskalation, die bis zur Einleitung einer Narkose beim Status epilepticus reicht. Das klinische Bild dieser Erkrankung unterliegt einer dynamischen Entwicklung, weshalb ein strukturiertes, zeitabhängiges Vorgehen von essenzieller Bedeutung ist. Das Ziel besteht in der Sicherstellung der Vitalfunktionen, der raschen Anfallskontrolle sowie der Behandlung der zugrunde liegenden Ursache.

Allgemeine notfallmedizinische Therapie

Im Rahmen der initialen Versorgung eines krampfenden Kindes erfolgt eine konsequente Anwendung des pädiatrischen Beurteilungsdreiecks (> Abb. 6) sowie des ABCDE-Schemas. Die Sicherung der Atemwege, eine suffiziente Oxygenierung sowie die Kreislaufstabilisierung haben dabei Priorität. Im Falle einer fortbestehenden Bewusstseinsstörung empfiehlt sich die stabile Seitenlage zur Aspirationsprophylaxe. In der postiktalen Phase kann ein Nasopharyngealtubus zur Offenhaltung der Atemwege zum Einsatz gebracht werden, sofern kein Verdacht einer Schädelbasisfraktur besteht. Aufgrund des Würgereflexes ist die Anwendung von Oropharyngealtuben nur bei tiefer Bewusstlosigkeit zu empfehlen.

Abb. 6 Pädiatrisches Beurteilungsdreieck

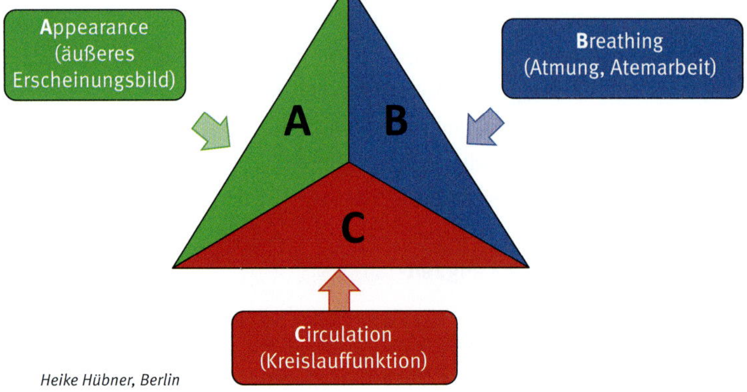

Heike Hübner, Berlin

Da epileptische Anfälle häufig mit Hypoxämien einhergehen, ist bei Zyanose oder prolongiertem Verlauf eine frühzeitige Sauerstoffapplikation indiziert. Im Falle einer unzureichenden Spontanatmung oder Apnoe ist die Einleitung einer Beatmung mit einem Beatmungsbeutel erforderlich. Eine invasive Atemwegssicherung ist indiziert bei therapierefraktärem Status epilepticus oder einer nicht beherrschbaren respiratorischen Insuffizienz.

Bei prolongierten Anfällen sind ein erweitertes Monitoring sowie die Anlage eines peripheren venösen Zugangs obligatorisch. Im Falle eines frustranen peripher venösen Zugangs ist die frühzeitige Etablierung eines intraossären Zugangs erforderlich. Parallel dazu sind Maßnahmen zur Verletzungsprophylaxe umzusetzen. Ein mechanisches Festhalten der Extremitäten oder der Einsatz eines Beißschutzes sind kontraindiziert, da sie das Verletzungsrisiko erhöhen.

Für die weitere Versorgung sind die Dokumentation der Anfallsdauer sowie eine strukturierte Umfeldanamnese von essenzieller Bedeutung. Bei der differenzialdiagnostischen Betrachtung sind Hypoxie, kardiale Arrhythmien, Hypoglykämie, Elektrolytstörungen, Infektionen des zentralen Nervensystems und Trauma konsequent zu berücksichtigen. Die kausale Therapie der Grunderkrankung ist parallel zur Anfallskontrolle einzuleiten. Eine unverzügliche Messung des Blutzuckerspiegels ist obligatorisch. Im Falle einer Hypoglykämie wird eine intravenöse Glukosegabe empfohlen.

In der postiktalen Phase ist in der Regel eine engmaschige Überwachung der Vitalparameter ausreichend. Der Zustand kann sich in Form von postiktalem Schlaf, Agitation oder einem transienten fokalen neurologischen Defizit manifestieren. Das Rezidivrisiko erreicht unmittelbar nach Sistieren der Krampfaktivität seinen Höhepunkt, weshalb eine kontinuierliche Überwachung erforderlich bleibt.

Im Falle eines erstmalig auftretenden epileptischen Anfalls ist ein Transport in eine Klinik stets indiziert. Ungeachtet dessen ist eine klinische Vorstellung in folgenden Fällen erforderlich:

- Anfälle im ersten Lebensjahr
- persistierende neurologische Defizite

- bestehende fokale Neurologie
- nach medikamentöser Anfallsdurchbrechung
- bei auffälliger Anamnese

Präklinisch stehen aufgrund ihrer Häufigkeit und Komplexität epileptische Anfälle mit Übergang in den Status epilepticus sowie komplexe Fieberkrämpfe im Fokus. Sollten andere konvulsive Anfallsarten nach Behebung potenziell reversibler Ursachen nicht sistieren, folgt deren Behandlung dem Schema des Status epilepticus. Der folgende Abschnitt konzentriert sich daher primär auf diese therapeutischen Vorgehen.

Allgemeines

Für die Behandlung des generalisierten konvulsiven Status epilepticus existieren unterschiedliche Therapieprotokolle. Es wurde festgestellt, dass allen ein zeitabhängiges Stufenkonzept gemein ist (➤ Tab. 2). Die frühzeitige pharmakologische Intervention ist prognostisch entscheidend. [5,7,10,11,14,19]

Initialtherapie (0–10 Minuten)

Bei einer Anfallsdauer, die länger als fünf Minuten andauert, wird eine medikamentöse Therapie empfohlen. Benzodiazepine stellen die Therapie der ersten Wahl dar. Die Wirkungsweise der Substanzen erfolgt über eine Verstärkung der GABA-vermittelten inhibitorischen Transmission. Die Applikation kann intravenös, intraossär, intramuskulär, nasal, bukkal oder rektal erfolgen, abhängig von der verfügbaren Zugangsoption.

In präklinischen Studien werden insbesondere die Pharmaka Midazolam, Diazepam, Lorazepam und

Tab. 2 Zeitabhängiges Stufenkonzept bei der Therapie aller Krampfanfälle

Zeit	Therapie/Medikament	Dosierung [6]
0–10 min	Gabe Benzodiazepin i. v. / i. o. / i. m./ intranasal / bukkal / rektal	Midazolam: • i. v./i. o.: 0,05–0,1 mg/kgKG • i. m.: 0,3mg/kgKG • bukkal: 0,5 mg/kgKG • intranasal/i. m.: 0,2 mg/kgKG bis maximal 10 mg Diazepam: • i. v./i. o.: 0,25 mg/kgKG • rektal: 0,2–0,4 mg/kgKG Lorazepam: • i. v./i. o.: 0,05–0,1 mg/kgKG • bukkal: 0,1 mg/kgKG Clonazepam: • i. v./i. o.: 0,02 mg/kgKG
10–15 min	Gabe Benzodiazepin i. v. / i. o. / nasal / bukkal / rektal	s. o.
bis 30 min	Zweitlinientherapie Antikonvulsiva	Levetiracetam: • 30–60 mg/kgKG in 0,9% NaCl-Lösung als Kurzinfusion über 10 Minuten Valproinsäure: • 40 mg/kgKG in 0,9% NaCl-Lösung als Kurzinfusion über 10 Minuten
› 30 min	Intensivmedizinische Therapie Narkoseeinleitung	Narkoseeinleitung beispielsweise mit: Midazolam: • i. v./i. o.: 0,2 mg/kgKG Esketamin: • i. v./i. o.: 1–2 mg/kgKG Propofol: • i. v./i. o.: 2–3 mg/ kgKG Thiopental: • i. v./i. o.: 5mg/kgKG Rocuronium: • i. v./i. o.: 1 mg/kgKG (‹ 1. Lj.: 0,3 mg/kgKG)

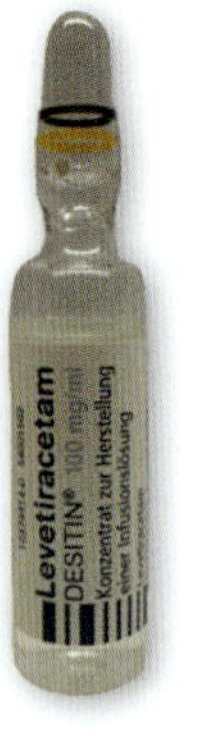

Kornelius Treiber, Heilbronn

Abb. 7 Levetiracetam

Clonazepam verwendet. Benzodiazepine gehen generell mit dem Risiko einer Atemdepression einher.

Wiederholung der Erstgabe (10–15 Minuten)

Sollte der Anfall nach der initialen Gabe nicht innerhalb von fünf Minuten sistieren, ist eine einmalige Wiederholung der Benzodiazepingabe zulässig (➤ Tab. 3). Wurde die Erstgabe nicht intravenös verabreicht, so kann bei Etablierung eines Zugangs eine intravenöse Wiederholung den Therapieerfolg erhöhen.

Zweitlinientherapie: Weitere Antikonvulsiva (nach weiteren 5 Minuten)

Wenn der Status epilepticus trotz adäquater Benzodiazepintherapie persistiert, sind länger wirksame Antikonvulsiva indiziert. Aufgrund seines günstigen Nebenwirkungs- und Interaktionsprofils hat sich Levetiracetam (➤ Abb. 7) als etabliertes Zweitlinienmedikament etabliert. Es bindet an das synaptische Vesikelprotein SV2A und moduliert die Neurotransmitterfreisetzung. [6]
Valproinsäure stellt eine alternative Option dar, weist jedoch ein höheres Interaktionspotenzial sowie relevante Kontraindikationen (Mitochondriopathien, Leberfunktionsstörungen, ...) auf. Darüber hinaus ist das Risiko einer valproatinduzierten Enzephalopathie zu berücksichtigen. [6]

Intensivmedizinische Therapie / Narkoseeinleitung (> 30 Minuten)

Bei einer Persistenz des Status epilepticus, der länger als 30 Minuten andauert, ist eine intensivmedizinische Eskalation erforderlich. In diesem Kontext ist eine notfallmäßige Narkoseeinleitung zur Krampfdurchbrechung und Neuroprotektion zu erwägen. In der gängigen Praxis sind Propofol, (Es)Ketamin, Thiopental und Rocuronium eingesetzte Medikamente. Es ist zu berücksichtigen, dass die Einnahme eines Relaxans die motorischen Zeichen unterdrücken kann, während die epileptische Aktivität persistiert.
Aufgrund der seltenen, jedoch potenziell lebensbedrohlichen Komplikation eines Propofol-Infusionssyndroms, das bereits 48 Stunden nach Beginn einer kontinuierlichen Propofolgabe auftreten kann, wird von einer längeren Therapie abgeraten, sofern alternative medikamentöse Behandlungsmöglichkeiten zur Verfügung stehen.

> **Merke:** Die Nasenschleimhaut eines Kindes kann pro Nasenloch ungefähr 0,2–1 ml aufnehmen, ohne dass es zu einem relevanten Rückfluss kommt. Volumina über 1 ml pro Nasenloch führen häufig zu einem Abfluss in den Nasopharynx oder aus der Nase heraus. Diesbezüglich sollte man bei intranasaler Midazolam Gabe die höchstmögliche Konzentration (z.B. 15 mg/3 ml) verwenden. [26]

Fieberkrampf

Die überwiegende Anzahl der Fieberkrämpfe klingt spontan innerhalb weniger Minuten ab und erfordert demzufolge keine pharmakologische Intervention. Überschreitet die Anfallsdauer jedoch fünf Minuten, ist auch hier eine medikamentöse Durchbrechung indiziert. Auch in diesem Fall stellen Benzodiazepine die Therapie der ersten Wahl dar. [2]
In der Präklinik hat sich erfahrungsgemäß die rektale Applikation von Diazepam (➤ Abb. 8, ➤ Abb. 9) als vorrangiges Medikament bewährt. Die meisten gängigen Rettungsmittel halten hierfür standardisierte Dosierungen bereit: 5 mg für Säuglinge und Kinder mit einem Körpergewicht unter 15 kg sowie

Tab. 3 Übersicht Benzodiazepine

	Diazepam	Midazolam	Clonazepam	Lorazepam
Applikationswege	p. o. / i. v. / i. o. / i. m. / rektal (häufig bei Kindern)	i. v. / i. o. / i. m. / bukkal / nasal	p. o. / i. v. / i. o.	p. o. / i. v. / i. o. / i. m. / bukkal
Halbwertszeit	Lang: 20–100 h	Sehr kurz: 1,5–2,5h	Lang: 30–40 h	Mittellang: 12–16 h
Antikonvulsive Wirkzeit	Kurz: ca. 20 Min. (wegen schneller Umverteilung ins Fettgewebe)	Kurz: 1–5 h	Lang: 6–8 h (gute Dauertherapie)	Lang: 12–24 h (hohe Rezeptoraffinität)

10 mg für Kinder über 15 kg. Um einen Reflux der Lösung zu vermeiden und eine optimale Resorption zu gewährleisten, empfiehlt es sich, die Gesäßbacken des Kindes nach der Verabreichung für einige Minuten manuell zu komprimieren. In der Regel wird ein therapeutisch wirksamer Spiegel nach 2 bis 4 Minuten erreicht. Sollte der Krampfanfall trotz dieser Maßnahme nach weiteren 5 Minuten fortbestehen, wird eine einmalige Wiederholung der bereits verabreichten Medikation empfohlen. [2,3,8]
Sofern der angestrebte Therapieerfolg ausbleibt, ist der Übergang zu einer intravenösen Benzodiazepin-Gabe indiziert. Hierbei kann es sich beispielsweise um Lorazepam, Clonazepam, Diazepam oder Midazolam handeln. Es sei darauf hingewiesen, dass Midazolam in Deutschland formal primär für die Behandlung der Epilepsie zugelassen ist, im Rahmen des Off-Label-Use jedoch klinischer Standard bei Krampfereignissen unterschiedlicher Genese ist. Auch die intranasale Anwendung von Midazolam ist momentan nur als Off-Label-Use bei Krampfereignissen aller Art gängige und bewährte Praxis. Sollte der Anfall auch unter diesen erweiterten Maßnahmen nicht sistieren, ist das Prozedere konsequent nach dem Algorithmus des Status epilepticus zu eskalieren.
Eine antipyretische Therapie verhindert das Auftreten von Fieberkrämpfen nicht kausal, kann jedoch das Rezidivrisiko im Rahmen desselben Infektes reduzieren und das Allgemeinbefinden des Kindes verbessern. Antipyretika, wie beispielsweise Paracetamol oder Ibuprofen, sind in diesem Kontext indiziert. Darüber hinaus können physikalische Maßnahmen zum Einsatz kommen.
Empirische Evidenz hat sich dahingehend gezeigt, dass die Verabreichung von Suppositorien mit Paracetamol (75 mg bei ‹ 7,5 kg; 125 mg bei 7,5–13 kg; 250 mg bei › 13 kg) oder Ibuprofen (➤ Abb. 10) (60 mg bei 6–12,5 kg; 125 mg bei › 12,5 kg) in der Behandlung von Kindern einen positiven Effekt auf die Schmerzlinderung hat. Unterstützend können physikalische Maßnahmen wie Wadenwickel oder lauwarme Umschläge zur Senkung der Körpertemperatur beitragen.
Die Indikation zur stationären Vorstellung erfolgt unter Berücksichtigung des klinischen Kontexts. Ein Erstereignis bedingt grundsätzlich eine ärztliche Evaluation. Unter bestimmten Voraussetzungen kann bei bekannten rezidivierenden Fieberkrämpfen ohne Warnzeichen auf eine notfallmäßige Vorstellung verzichtet werden. Wurde eine medikamentöse Anfallsdurchbrechung erforderlich, ist eine klinische Abklärung obligatorisch. [2]

Fallstricke in der Therapie des epileptischen Anfalls beim Kind

Neben der medikamentösen Stufentherapie ist beim Management kindlicher Krampfanfälle eine hohe differenzialdiagnostische Wachsamkeit erforderlich. Zu den wesentlichen präklinischen Fallstricken zählt vor allem die potenzielle Fehlinterpretation nicht-epileptischer Ereignisse. Insbesondere affektive Krampfanfälle (Wutkrämpfe) oder psychogene Anfälle können das Bild eines epileptischen Geschehens imitieren und zu einer unnötigen pharmakologischen Belastung führen.
Ein weiteres Risiko besteht in der Fehldosierung bei korrekter Diagnose. Da die pädiatrische Pharmakotherapie streng gewichtsadaptiert erfolgt, sind Unterdosierungen (Therapieversagen) oder Überdosierungen (Nebenwirkungen wie beispielsweise Atemdepression) im stressigen Notfallszenario immer eine potenzielle Gefahr. Die Ursachen für diese Fehldosierung sind vielfältig, beispielsweise eine Fehleinschätzung des Gewichts des Patienten oder Fehler bei der Verdünnung des Medikaments. Auch die Verwechslung von Ampullen mit verschiedenen Konzentrationen, wie beispielsweise Midazolam, kann zu Fehldosierungen führen. Zur Risikominimierung und Erhöhung der Patientensicherheit ist gemäß dem Crew Resource Management (CRM) (➤ Abb. 11) der Einsatz von Rückfallebenen und

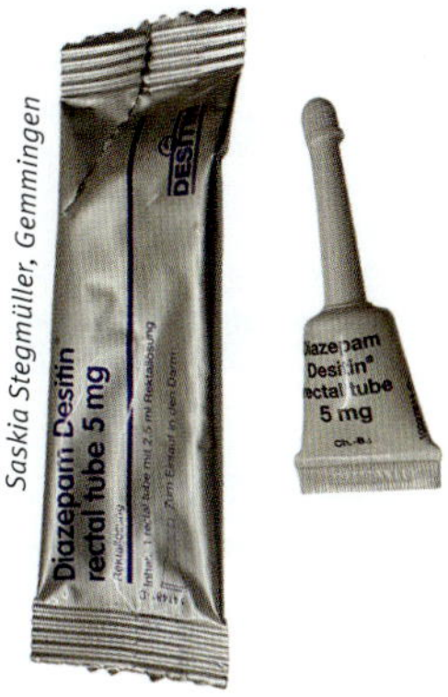

Saskia Stegmüller, Gemmingen

Abb. 8 Diazepam Rektiole

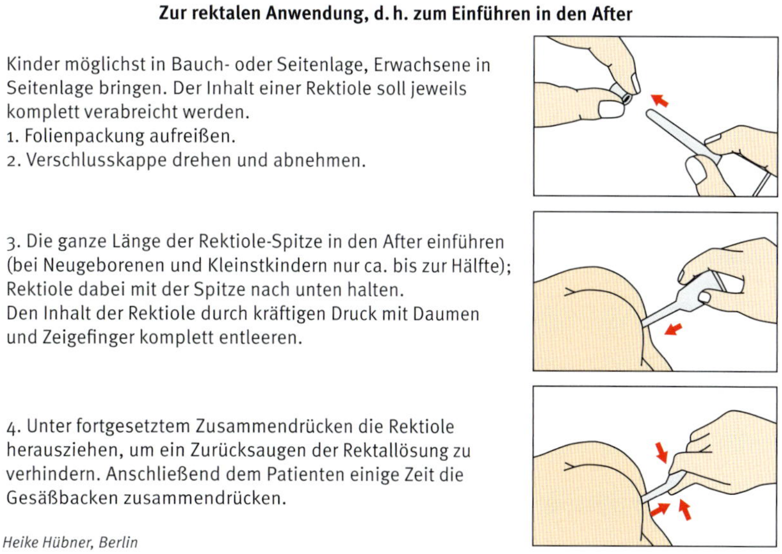

Heike Hübner, Berlin

Abb. 9 Anwendung Rektiole

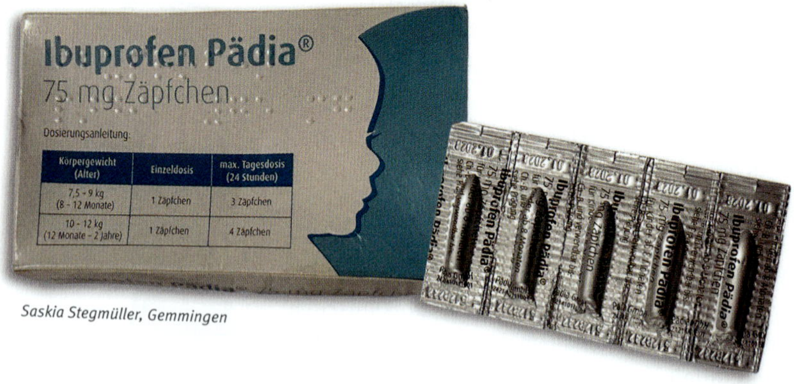

Saskia Stegmüller, Gemmingen

Abb. 10 Ibuprofen Suppositorium

Hilfsmitteln wie dem pädiatrischen Notfalllineal oder spezialisierten Kindernotfall-Apps ausdrücklich zu empfehlen. Die Verordnung von Medikamenten sollte stets unter Anwendung des Closed-Loop-Prinzips erfolgen, d.h. die verordneten Pharmazeutika sind in ihrer korrekten Wiedergabe zu überprüfen und durch eine zweite Person zu kontrollieren (Vier-Augen-Prinzip). Darüber hinaus ist die korrekte Einhaltung der vorgesehenen Zeitintervalle für die Einnahme der Wiederholungsdosen zu gewährleisten. [20,21]

Es ist von besonderer Relevanz, dass im Kontext der Atemwegssicherung eine äußerst zurückhaltende Herangehensweise Anwendung findet. Es ist von höchster Wichtigkeit, dass eine vorschnelle Intubation insbesondere im hämodynamisch stabilen postiktalen Zustand vermieden wird. In vielen Fällen manifestiert sich die Atemdepression lediglich als vorübergehende Folge der Benzodiazepine oder des Anfalls selbst. Unter engmaschiger Überwachung und vorübergehender moderater Beatmungshilfe zeigt sich in der Regel eine spontane Remission. Bei anhaltender Apnoe, respiratorischer hypoxischer Insuffizienz oder einem therapierefraktären Status epilepticus ist eine (modifizierte) Rapid Sequence Induction (RSI) indiziert.

Merke: Epileptische Anfälle mit einer Dauer von über fünf Minuten erfordern eine medikamentöse Intervention: Initial erfolgt die Gabe eines Benzodiazepins (First-Line), die nach weiteren fünf Minuten einmalig wiederholt werden kann. Sistiert der Anfall daraufhin nicht, ist die Eskalation auf Zweitlinien-Antikonvulsiva indiziert. Bei anhaltender Therapieresistenz folgen die intensivmedizinische Versorgung und ggf. die Narkoseeinleitung. Der DBRD-Algorithmus „Krampfanfall – Kind“ von 2025 (➤ Abb. 12) ist eine Möglichkeit zum schnellen Nachschlagen in der Präklinik.

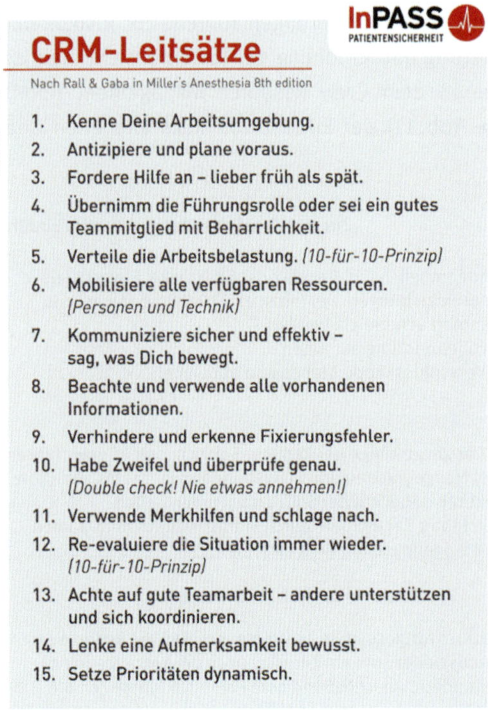
InPASS PATIENTENSICHERHEIT

CRM-Leitsätze

Nach Rall & Gaba in Miller's Anesthesia 8th edition

1. Kenne Deine Arbeitsumgebung.
2. Antizipiere und plane voraus.
3. Fordere Hilfe an – lieber früh als spät.
4. Übernimm die Führungsrolle oder sei ein gutes Teammitglied mit Beharrlichkeit.
5. Verteile die Arbeitsbelastung. *(10-für-10-Prinzip)*
6. Mobilisiere alle verfügbaren Ressourcen. *(Personen und Technik)*
7. Kommuniziere sicher und effektiv – sag, was Dich bewegt.
8. Beachte und verwende alle vorhandenen Informationen.
9. Verhindere und erkenne Fixierungsfehler.
10. Habe Zweifel und überprüfe genau. *(Double check! Nie etwas annehmen!)*
11. Verwende Merkhilfen und schlage nach.
12. Re-evaluiere die Situation immer wieder. *(10-für-10-Prinzip)*
13. Achte auf gute Teamarbeit – andere unterstützen und sich koordinieren.
14. Lenke eine Aufmerksamkeit bewusst.
15. Setze Prioritäten dynamisch.

www.inpass.de

Marcus Rall, Reutlingen

Abb. 11 CRM-Leitsätze

Komplikationen

Lönne ist ein gutes Beispiel, wie dynamisch und hochkomplex die Versorgung akut erkrankter Kinder sein kann. Umso wichtiger ist eine strukturierte, kontinuierlich evaluierte Versorgung. Insbesondere in der Notfall- und Intensivmedizin sind kritische Zwischenfälle, die auf den Faktor Mensch zurückzuführen sind, gehäuft dokumentiert.

Ein wichtiger Schritt zur Verbesserung der Patientensicherheit ist das Umsetzen der CRM-Leitsätze. Auch Lönne könnte dann heute mit großer Wahrscheinlichkeit noch am Leben sein.

Ein einberufenes „Team-Time-Out“ vor Etablierung des intraossären Zugangs und der Medikamentengabe, ein klar kommuniziertes „Speak-up“ des Rettungsdienstpersonals bei relevanten Bedenken bezüglich getroffener Entscheidungen und Anweisungen des Teamleaders, die routinemäßige Nutzung pädiatrischer Dosierungshilfen, um die auf das Gewicht korrekte Medikamentendosierung zu erhalten, die Verwendung von Checklisten vor

Intubation und eine ständige Reevaluation des Einsatzes hätten mutmaßlich den tragischen Verlauf verhindern können. [21]
Ziel der Aufarbeitung solcher Ereignisse darf nicht die Zuweisung individueller Schuld sein, vielmehr müssen sie als kollektive Lerngelegenheit für alle Einsatzkräfte dienen. Im Fokus steht die Evaluation präventiver Strategien. Durch regelmäßige Fortbildungen sowie CRM- und Simulationstrainings lässt sich die Versorgung pädiatrischer Notfälle im Team verfestigen, um im Realfall eine größtmögliche Handlungssicherheit zu gewährleisten.

> **Merke:** Crew Resource Management (CRM) ist ein elementarer Bestandteil der Patientensicherheit. Gerade die pädiatrische Notfallmedizin birgt ein hohes Risiko kritischer Zwischenfälle, die auf den Faktor Mensch zurückzuführen sind. Durch gelebtes CRM können diese Zwischenfälle vehement reduziert und so Zwischenfälle verhindert werden.

Red Flags bei pädiatrischen Krampfanfällen

Als signifikante Hinweise auf eine mögliche Red-Flag-Diagnose werden folgende Punkte betrachtet:

- persistierende Bewusstseinsstörung
- fokale neurologische Defizite
- Anfallsdauer über fünf Minuten mit fehlender Ansprechbarkeit auf Benzodiazepine
- rezidivierende Anfälle ohne vollständige Erholung
- Zeichen einer ZNS-Infektion
- ausgeprägtes toxisches Krankheitsbild
- Anfälle im ersten Lebenshalbjahr
- relevante Traumaanamnese
- Hinweise auf Intoxikation oder metabolische Entgleisung.

Das Vorliegen eines oder mehrerer dieser Kriterien bedingt eine konsequente diagnostische Eskalation und stationäre Abklärung.

Fazit

Der pädiatrische Krampfanfall stellt ein zentrales Leitsymptom der Notfallmedizin dar und erfordert eine strukturierte, evidenzbasierte Vorgehensweise. Die frühzeitige Sicherung der Vitalfunktionen sowie die zeitgerechte Verabreichung von Benzodiazepinen sind prognostisch entscheidend. Eine klare Differenzierung zwischen Fieberkrampf, infektassoziierten Anfällen, akut symptomatischen Anfällen und epileptischen Ereignissen ermöglicht eine zielgerichtete Diagnostik und Therapie. Für Notfallsanitäter und Notärzte sind standardisierte Algorithmen, eine präzise Dokumentation der Anfallsdauer und Medikamentengaben sowie eine strukturierte Übergabe an die Zielklinik essenziell für ein sicheres Patientenmanagement.

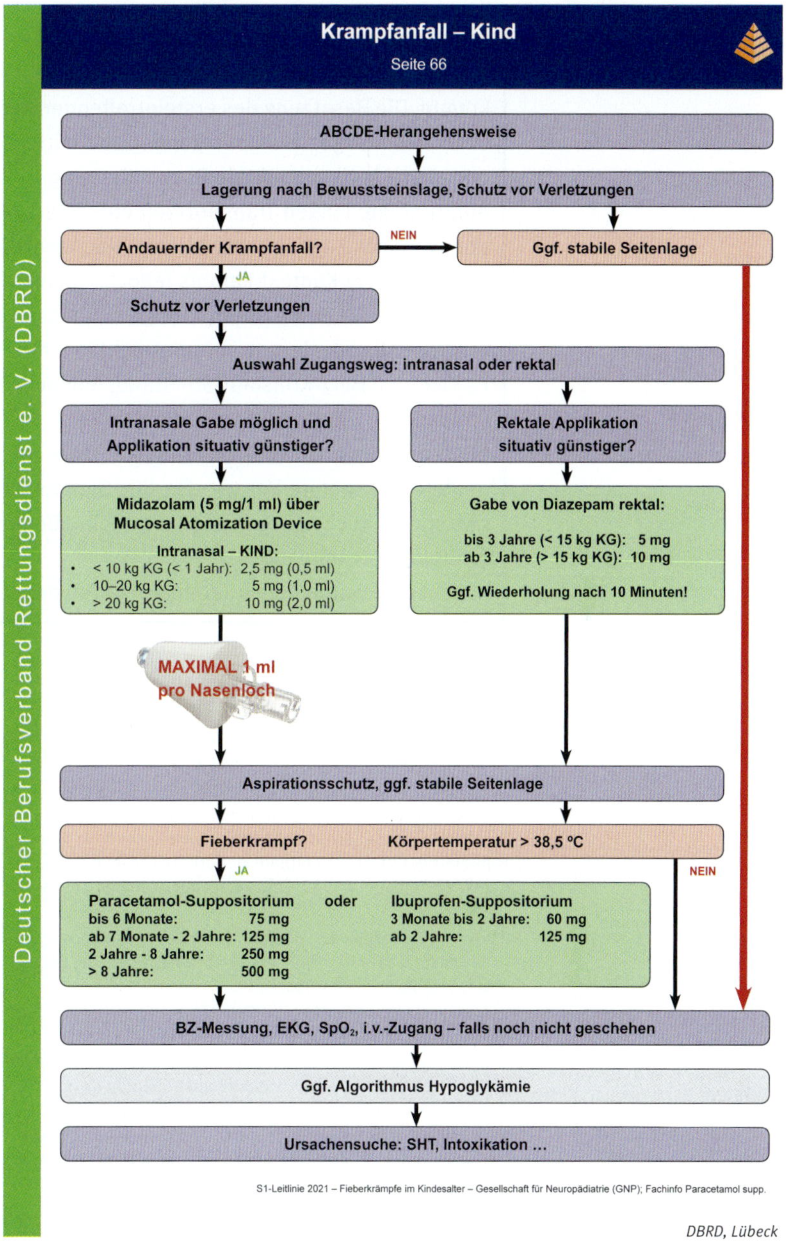

DBRD, Lübeck

Abb. 12 DBRD-Algorithmus „Krampfanfall – Kind“

#DenkAnLoenne

Im Januar 2021 kam es bei dem sieben Monate alten Jungen Lönne zu einem komplizierten Fieberkrampf. Die Besatzung des ersteintreffenden Rettungswagens behandelte Lönne leitliniengerecht mit einer zweimaligen Benzodiazepin Gabe mittels Diazepam-Rektiolen, woraufhin der Krampf sistierte und Lönne in die postiktale Phase überging.

Aufgrund der langen Transportzeit entschied der später eingetroffene erfahrene Notarzt, einen peripher-venösen Zugang zu etablieren. Nachdem dies misslang, wurde ein intraossärer Zugang angeordnet. In diesem Kontext kam es jedoch zu einer Fehldosierung des Anästhetikums Lidocain, was vermutlich ein erneutes Krampfereignis auslöste. Daraufhin wurde Midazolam intraossär verabreicht, erneut in Überdosierung in Anbetracht des Alters und Körpergewichts von Lönne.

Es kam zum Herz-Kreislauf-Stillstand, möglicherweise verursacht durch maligne Rhythmusstörungen (Torsade-de-Pointes-Tachykardien) infolge der Lidocain-Intoxikation. Die eingeleitete Reanimation blieb erfolglos. Obwohl die endotracheale Intubation zunächst bei stabilen etCO_2-Werten gelang, deutete der spätere Verlust des CO_2-Signals und das Auffinden des Tubus im Rachenraum auf eine zwischenzeitliche Tubusdislokation hin. Lönne verstarb noch in derselben Nacht in der Klinik nach erfolgloser Reanimation.

In der Folge wurde die Initiative #DenkAnLoenne ins Leben gerufen.

Quellen:

[1] Abend, N. S., & Dlugos, D. J. (2021). Treatment of refractory status epilepticus in children. The Lancet Neurology, 20(7), 579–592. https://doi.org/10.1016/S1474-4422(21)00128-8

[2] Arbeitsgemeinschaft der Wissenschaftlichen Medizinischen Fachgesellschaften (AWMF), Gesellschaft für Neuropädiatrie. (2021). S1-Leitlinie Fieberkrämpfe im Kindesalter (AWMF-Register Nr. 022-005, Version 3.0). https://register.awmf.org

[3] Beghi, E., Carpio, A., Forsgren, L., et al. (2010). Recommendation for a definition of acute symptomatic seizure. Epilepsia, 51(4), 671–675. https://doi.org/10.1111/j.1528-1167.2009.02285.x

[4] Bernhard, M. K., Kiep, H. & Merkenschlager, A. (2019). Status epilepticus im Kindes- und Jugendalter – ein oft unterschätztes Notfallereignis. Kinder- und Jugendmedizin, 19(06), 396–402. https://doi.org/10.1055/a-1017-1221

[5] Camfield, P., & Camfield, C. (2015). Incidence, prevalence and aetiology of seizures and epilepsy in children. Epileptic Disorders, 17(2), 117–123. https://doi.org/10.1684/epd.2015.0736

[6] Chatzikonstantinou, A. & Wissenschaftliche Verlagsgesellschaft Stuttgart. (2020). Pharmakotherapie des Status epilepticus. In: Arzneimitteltherapie (Vols. 38–38, Issue 5, pp. 183–195). Wissenschaftliche Verlagsgesellschaft Stuttgart.

[7] Chin, R. F. M., Neville, B. G. R., Peckham, C., et al. (2006). Incidence, cause, and short-term outcome of convulsive status epilepticus in childhood. The Lancet, 368(9531), 222–229. https://doi.org/10.1016/S0140-6736(06)69043-0

[8] Dubé, C. M., Brewster, A. L., & Baram, T. Z. (2009). Febrile seizures: Mechanisms and relationship to epilepsy. Brain & Development, 31(5), 366–371. https://doi.org/10.1016/j.braindev.2008.11.010

[9] European Resuscitation Council. (2025). Paediatric Life Support Guidelines. ERC.

[10] Fisher, R. S., Acevedo, C., Arzimanoglou, A., et al. (2014). A practical clinical definition of epilepsy. Epilepsia, 55(4), 475–482. https://doi.org/10.1111/epi.12550

[11] Friedman, M. J., & Sharieff, G. Q. (2006). Seizures in children. Pediatric Clinics of North America, 53(2), 257–277. https://doi.org/10.1016/j.pcl.2005.09.010

[12] Glauser, T., Shinnar, S., Gloss, D., et al. (2016). Evidence-based guideline: Treatment of convulsive status epilepticus in children and adults. Epilepsy Currents, 16(1), 48–61. https://doi.org/10.5698/1535-7597-16.1.48

[13] Hartmann, H., Bast, T., & Schmitt, B. (2020). Benign convulsions with mild gastroenteritis – an update. Neuropediatrics, 51(3), 165–172. https://doi.org/10.1055/s-0040-1715624

[14] International League Against Epilepsy (ILAE). (2022). Classification of seizures and epilepsies. Epilepsia, 63(8), 1741–1765.

[15] Kang, B., Kim, D. H., Hong, Y. J., et al. (2013). Benign convulsions with mild gastroenteritis: Clinical characteristics and outcome. Brain & Development, 35(6), 463–469. https://doi.org/10.1016/j.braindev.2012.07.003

[16] Kliegman, R. M., St. Geme, J. W., Blum, N. J., et al. (2023). Nelson Textbook of Pediatrics (21st ed.). Elsevier.

[17] Krumholz, A., Wiebe, S., Gronseth, G. S., et al. (2023). Practice guideline update summary: Management of first unprovoked seizure. Neurology, 100(2), 85–94. https://doi.org/10.1212/WNL.0000000000201538

[18] Lee, E. H., Yum, M. S., Kim, E. H., et al. (2021). Update on benign convulsions with mild gastroenteritis. Children, 8(5), 368. https://doi.org/10.3390/children8050368

[19] National Institute for Health and Care Excellence (NICE). (2022). Epilepsies in children, young people and adults: Diagnosis and management (NG217). https://www.nice.org.uk

[20] Nicolai, T., & Hoffmann, F. (2018/2019). Kindernotfall-ABC: Kompendium für Notärzte und Kindernotärzte (3. Aufl.). Springer

[21] Rall, M., Langewand, S., & Hey, F. O. (2022). Crew Resource Management (CRM) für den Rettungsdienst: 15 Leitsätze zur Teamarbeit für Rettungssanitäter, Notfallsanitäter und Notärzte.
[22] Sathe, A. G., Mishra, U., Ivaturi, V., et al. (2020). Early exposure of fosphenytoin, levetiracetam, and valproic acid after High-Dose intravenous administration in young children with Benzodiazepine-Refractory status epilepticus. The Journal of Clinical Pharmacology, 61(6), 763–768. https://doi.org/10.1002/jcph.1801
[23] Shinnar, S., & Glauser, T. A. (2020). Febrile seizures. New England Journal of Medicine, 382(21), 190–201.
[24] Trinka, E., Cock, H., Hesdorffer, D., et al. (2015). A definition and classification of status epilepticus. Epilepsia, 56(10), 1515–1523. https://doi.org/10.1111/epi.13121
[25] Trinka, E., Hofler, J., & Zerbs, A. (2022). Causes of status epilepticus. Epilepsia, 63(7), 1643–1658.
[26] Tsze, D. S., Ieni, M., Fenster, D. B., et al. (2016). Optimal volume of administration of intranasal midazolam in children: a randomized clinical trial. Annals of Emergency Medicine, 69(5), 600–609. https://doi.org/10.1016/j.annemergmed.2016.08.450
[27] Verrotti, A., Nanni, G., Agostinelli, S., et al. (2011). Benign convulsions associated with mild gastroenteritis. Epilepsy Research, 93(2–3), 107–114. https://doi.org/10.1016/j.eplepsyres.2010.11.004
[28] Seidel's Guide to Physical Examination: An Interprofessional Approach. 10th ed. Elsevier, 2023., Zitelli BJ et al. Zitelli and Davis' Atlas of Pediatric Physical Diagnosis. 8th ed. Elsevier, 2023

Autor und Autorinnen

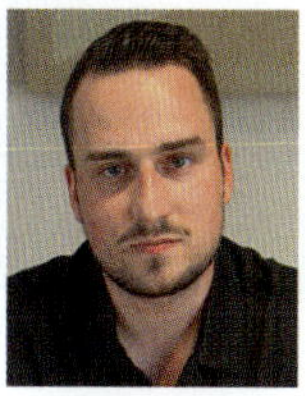

Kornelius Treiber, cand. B.A. Medizinpädagogik, Notfallsanitäter, Praxisanleiter, AHA PALS-, ACLS-Instruktor, NAEMT/DBRD GEMS-Instruktor, EPC-Provider, Hauptberuflich Fachdozent für Notfallmedizin an einer Berufsfachschule in Baden-Württemberg, Operator Simulationszentrum, Dozent bei „Advanced Training for and from Emergency Medicine" (ATEM), Gründungsmitglied bei FOAM-Live e.V. & bei der Arbeitsgemeinschaft Notfallmedizin Heilbronn e.V. (AGNHN)
Kontakt: kornelius.treiber@t-online.de

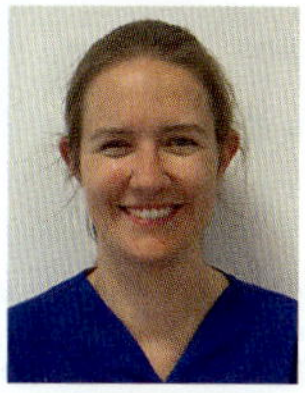

Dr. med. univ. Saskia Stegmüller, Ärztin in Weiterbildung Innere Medizin, Notärztin, Rettungsassistentin, Mitglied bei FOAM-Live e.V. & bei der Arbeitsgemeinschaft Notfallmedizin Heilbronn e.V. (AGNHN)
Kontakt: saskia.stegmueller@slk-kliniken.de

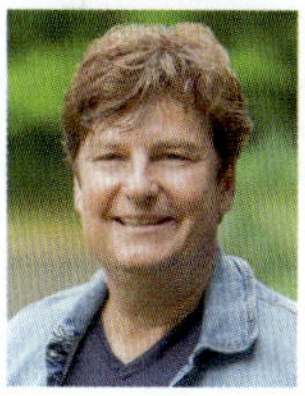

Prof. Dr. Eva Kircher, Studiengangsleiterin Medizinpädagogik B.A. und Medizin- und Gesundheitspädagogik M.A., Professorin für Medizinpädagogik bei der SRH-University am Campus Stuttgart, Fachkrankenschwester für Anästhesie und Intensivpflege, Praxisanleiterin, Rettungsassistentin, B.A. Medizinpädagogik, M.A. Medizinpädagogik
Kontakt: eva.kircher@srh.de

Interessenskonflikt: Autor und Autorinnen geben an, dass keine Interessenskonflikte vorliegen.

Auf https://forms.cloud.microsoft/r/ikYyenqDtb finden Sie den zugehörigen Multiple-Choice-Fragebogen mit 10 Fragen zum Artikel sowie weiteren Informationen zur Zertifizierung.

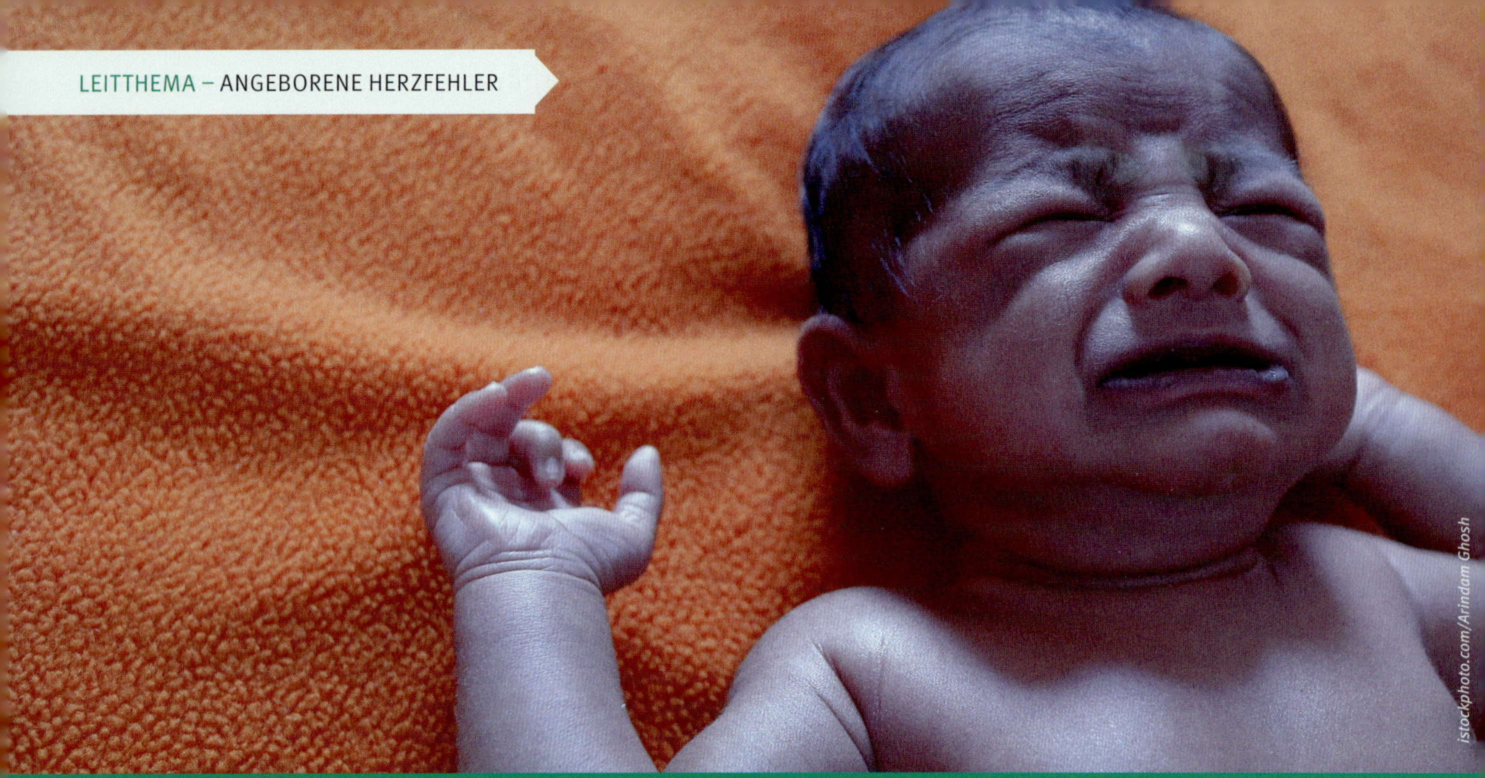

Angeborene Herzfehler – Herausforderung für den Rettungsdienst

Schlüsselwörter:
Angeborene Herzfehler (AHF)
Univentrikuläre Zirkulation
Fallot-Tetralogie
Shuntthrombose
Pulmonary Run-off

Zusammenfassung: *Dank signifikanter Fortschritte in der Kinderkardiologie und Kinderherzchirurgie erreichen heute 90 % aller Kinder, die mit einem Herzfehler zur Welt kommen, das Erwachsenenalter. Seit 2008 leben in Deutschland mehr Erwachsene als Kinder mit angeborenen Herzfehlern, zum Teil mit extrem unphysiologischen Kreislaufverhältnissen. Basiswissen über Kreislauf-Physiologie, klinische Präsentation und Notfallbehandlung der kritischsten Herzfehler ist für Rettungsdienst und Notfallmedizin unverzichtbar, um in solch anspruchsvollen Notfällen adäquat und schnell notwendige Maßnahmen einleiten zu können.*

Angeborene Herzfehler (AHF) sind mit einer Prävalenz von etwa 8–10 pro 1.000 Lebendgeburten die häufigste angeborene Fehlbildung des Menschen [1]. Durch erhebliche Fortschritte in Diagnostik, Chirurgie und Intensivmedizin hat sich die Prognose dieser Patienten in den letzten Jahrzehnten grundlegend verbessert. Während in den 1950er-Jahren nur ein kleiner Teil der Betroffenen das Erwachsenenalter erreichte, leben heute allein in Deutschland über 500.000 Menschen mit einem AHF, davon mehr als 60 % Erwachsene [2]. Diese demografische Verschiebung führte zur Etablierung der Sub-Spezialisierung „Erwachsene mit angeborenen Herzfehlern" (EMAH).

Für Rettungsdienst und Notfallmedizin bedeutet dies eine zunehmende Konfrontation mit komplexen, oft unphysiologischen Kreislaufverhältnissen, die sich fundamental von der normalen biventrikulären Zirkulation unterscheiden. Besonders kritisch sind Patienten mit „Einkammerherzen“, deren Kreislauf in mehreren Operationsschritten zu einer Fontan-Zirkulation umgewandelt wurde (univentrikuläre Palliation). Diese Patienten reagieren extrem empfindlich auf Volumenverschiebungen, Beatmungsdruck, Rhythmusstörungen oder Infektionen [3].

Zugang zu Patienten mit angeborenen Herzfehlern

Herausforderungen im Erstkontakt

Der Erstkontakt in Rettungsdienst und Notfallmedizin ist häufig geprägt von Informationsdefiziten. Studien zeigen, dass 20–50 % der Patienten mit AHF keine präzisen Angaben zu ihrer Diagnose machen können [4]. Gründe sind komplexe Diagnosen, Operationen im Säuglingsalter sowie eine unzureichende Transition mit der Annahme, „vollständig korrigiert“ zu sein.

Ein zentrales, notfallmedizinisch zugängliches Register existiert in Deutschland bislang nicht. Daher ist die klinische Ersteinschätzung essenziell.

Klinische Hinweise

Typische Hinweise auf einen AHF:

- Zentrale Zyanose
- Prä-/postduktale Sättigungsdifferenz (SpO_2 am rechten Arm / SpO_2 am rechten Bein)
- Blutdruckdifferenz zwischen oberen und unteren Extremitäten
- Sternotomie-Narbe
- Auffällige Atemarbeit
- Verlängerte Rekapillarisierungszeit

Dokumente und Dauermedikation

Einige Patienten tragen Notfallkarten oder EMAH-Ausweise mit sich. Eine Dauermedikation liefert wichtige Hinweise:

- Therapie für pulmonale arterielle Hypertonie (APH) (z. B. Sildenafil, Bosentan)
- Antiarrhythmika
- Antikoagulation
- Herzinsuffizienztherapie

Initiale Evaluierung

- Detaillierte Anamnese (Diagnose, Operationen, Sättigungszielwerte)
- Klinische Hinweise: Zyanose, Blutdruckdifferenzen, Sternotomie-/Thorakotomie-Narbe
- Dokumente: Notfallkarte, EMAH-Ausweis, Arztbriefe
- Dauermedikation: Herzinsuffizienztherapie, PAH-Medikamente, Antiarrhythmika, Antikoagulation

Unter dem Aspekt der Erstversorgung durch Rettungsdienst und Notfallmedizin kann man verschiedene Gruppen abgrenzen:

- Neugeborene mit AHF vor der operativen Versorgung
  - AHF nicht bekannt durch fehlende oder insuffiziente prä- oder postnatale Diagnostik
  - AHF bekannt durch prä- oder postnatale Diagnostik
- Kinder oder Erwachsene mit operativ versorgtem AHF
  - Kinder oder Erwachsene mit Korrektur zu physiologischen Kreislaufverhältnissen, ggf. mit Residuen der AHF
  - Kinder oder Erwachsene mit Palliation zu „unphysiologischen“ Kreislaufverhältnissen – hier insbesondere die univentrikuläre Zirkulation

Notfälle bei Neugeborenen und Säuglingen mit nicht bekanntem AHF

Die Versorgung von Säuglingen und Kleinkindern mit bislang nicht diagnostizierten angeborenen Herzfehlern stellt eine der größten Herausforderungen im rettungsdienstlichen und notallmedizinischen Alltag dar.

Obwohl die pränatale Diagnostik in Deutschland gut etabliert ist, werden nicht alle kritischen Herzfehler vor der Geburt erkannt. Internationale Studien zeigen pränatale Detektionsraten von 30–60 % für schwere AHF [5,6]. Die Diagnoserate hängt stark von der Erfahrung und der technischen Ausstattung des Untersuchers sowie vom sozio-ökonomischen Status der Schwangeren bzw. dem Zugang zu einem speziellen Organscreening in der Schwangerschaft ab.

Für Rettungsdienst und Notfallmedizin bedeutet dies, dass ein scheinbar „gesundes“ Neugeborenes innerhalb weniger Stunden in einen lebensbedrohlichen Zustand geraten kann, insbesondere wenn ein ductusabhängiger Herzfehler dekompensiert.

Klinische Präsentation: Warum AHF bei Neugeborenen oft übersehen werden

Die Symptome eines kritischen AHF beim Neugeborenen sind häufig unspezifisch. Trinkschwäche, Tachypnoe, Lethargie oder verlängerte Rekapillarisierungszeit können ebenso gut auf eine Infektion, eine Stoffwechselstörung oder eine pulmonale Erkrankung hinweisen. Viele dieser Kinder erscheinen in den ersten Lebensstunden und -tagen noch vollkommen unauffällig. Erst mit dem physiologischen Verschluss des Ductus arteriosus – typischerweise zwischen der 24. und 72. Lebensstunde – oder dem Foramen ovale kommt es zur Dekompensation des Kreislaufs.

Während eine zentrale Zyanose ein klassisches Zeichen eines zyanotischen Herzfehlers ist, wird sie bei Neugeborenen häufig als „periphere Akrozyanose" fehlinterpretiert. Die inzwischen im Rahmen der U2 vorgeschriebene Screening-Untersuchung mittels Pulsoxymetrie sollte helfen, Neugeborene mit zyanotischen Herzfehlern frühzeitig zu erkennen [6]. Allerdings zeigen manche Herzfehler trotz schwerer Pathologie Sauerstoffsättigungen im Bereich von 80–90 %, was im Neugeborenenalter nicht immer als pathologisch erkannt wird. Weiterhin können Neugeborene mit AHF bei erhaltener Ventilation und Zirkulation auch niedrige Sauerstoffsättigungen aufgrund des hohen Anteils an fetalem Hämoglobin erstaunlich gut tolerieren (intrauterin liegt die Sauerstoffsättigung nur bei 65–70 %).

Pathophysiologie ductusabhängiger Herzfehler

Der Ductus arteriosus ist im fetalen Kreislauf ein essenzielles Gefäß, über das der fetale Blutfluss den pulmonalen Kreislauf weitgehend umgeht. Nach der Geburt führen der Anstieg des Sauerstoffpartialdrucks und der Abfall der Prostaglandinspiegel zum Verschluss des Ductus arteriosus. Bei bestimmten Herzfehlern ist dieser Verschluss jedoch lebensbedrohlich.

Typische Fehler in der Erstversorgung:

- Aggressive Sauerstoffgabe ohne Effektkontrolle
- Hyperventilation (führt zu pulmonaler Vasodilatation und Shuntverschiebungen)
- Verzögerte Prostaglandin-E1-Gabe
- Fehldeutung als primär pulmonale Erkrankung

Ductusabhängige pulmonale Perfusion

Bei Herzfehlern mit ductusabhängiger pulmonaler Perfusion ist der Blutfluss in die Lunge ohne offenen Ductus stark eingeschränkt oder unmöglich. Der Körper reagiert mit zunehmender Hypoxämie, die trotz Sauerstoffgabe kaum zu verbessern ist. Die Kinder entwickeln eine progrediente schwerste Zyanose, zunehmende Atemarbeit und Tachykardie. Typisch ist, dass die Zyanose unter Sauerstoffgabe unverändert bleibt – ein wichtiger Hinweis für den Rettungsdienst.

Beispiele:

- Pulmonalatresie
- Bestimmte Varianten der Trikuspidalatresie
- Kritische Pulmonalstenose

Ductusabhängige systemische Perfusion

Hier ist der Ductus notwendig, um den systemischen Kreislauf zu versorgen. Sobald er sich schließt, fällt der systemische Blutdruck ab, die Organperfusion bricht ein und es entsteht ein Bild des kardiogenen Schocks. Besonders charakteristisch ist die Kombination aus:

- Blässe
- Hypotonie
- Verlängerter Rekapillarisierungszeit
- Laktatazidose
- Oligurie oder Anurie

Diese Kinder werden häufig fälschlich als „septisch" eingestuft. Tatsächlich kann die klinische Präsentation kaum unterschieden werden – weshalb die Prostaglandin-Gabe bei unklarer Schockursache im Neugeborenenalter eine lebensrettende Maßnahme sein kann.

Beispiele:

- Hypoplastisches Linksherzsyndrom
- Kritische Aortenstenose
- Aortenisthmusstenose

Tab. 1 Differenzialdiagnosen zum ductusabhängigen Herzfehler

Differenzialdiagnose	Typische Hinweise	Abgrenzung zu AHF
Sepsis	Fieber, Infektfokus	AHF oft afebril
Pneumonie	Rasselgeräusche, Husten	Bei AHF verbessert O_2-Gabe die SpO_2 kaum
Stoffwechselstörung	Erbrechen, Krampfanfälle	Stoffwechselstörung zeigt selten eine Zyanose

Eine wichtige Aufgabe ist die Abgrenzung zu anderen lebensbedrohlichen Erkrankungen (➤ Tab. 1).

Notfall: Neugeborenes mit V. a. ductusabhängigen Herzfehler

- Gefäßzugang, wenn vorhanden Prostaglandin E1 unverzüglich (5–10 ng/kg/min)
- Sauerstoffgabe nur moderat, Ziel: SpO_2 75–85 %
- Hyperventilation vermeiden
- Blutzuckerkontrolle, Normothermie
- Volumen vorsichtig titrieren
- Intubation nur bei zwingender Indikation
- Schnellstmöglicher Transport in ein Kinderherzzentrum

Neugeborene und Kinder mit bekanntem Herzfehler vor endgültiger operativer Therapie

Auch wenn viele angeborene Herzfehler bereits pränatal oder unmittelbar postnatal diagnostiziert werden, ist die Phase vor der endgültigen operativen Versorgung eine besonders vulnerable Zeit. Die Kinder befinden sich häufig in einem instabilen Gleichgewicht zwischen systemischer und pulmonaler Perfusion, das durch kleinste Veränderungen gestört werden kann. Die präoperative Phase kann wenige Tage, aber auch mehrere Monate dauern – abhängig vom Herzfehler, der Anatomie, dem Operationskonzept und dem klinischen Verlauf. Viele dieser Kinder werden Wochen und Monate im häuslichen Umfeld betreut und im Notfall von Rettungsdienst und in Notfallambulanzen versorgt. Einige Kinder leben mit palliativ angelegten Shunts oder temporären Kreislaufkonfigurationen, die störanfällig sind. Die wichtigsten präoperativen Notfälle sind:

- Hypoxämische Krise bei Fallot-Tetralogie
- Shuntthrombose
- „Pulmonary Run-off"

Achtung: Diese Situationen sind potenziell lebensbedrohlich und erfordern ein rasches, strukturiertes Vorgehen.

Hypoxämische Krise bei Fallot-Tetralogie

Die Fallot-Tetralogie ist der häufigste zyanotische Herzfehler jenseits des Neugeborenenalters (➤ Abb. 1). Die hypoxämische Krise bzw. der hypoxämische Anfall („Tet-Spell") ist eine akute, lebensbedrohliche Verschlechterung der Oxygenierung, die typischerweise im Säuglingsalter auftritt – häufig ausgelöst durch Stress, Schmerz, Fieber, Dehydratation oder Aufregung, insbesondere postprandial (➤ Tab. 2).

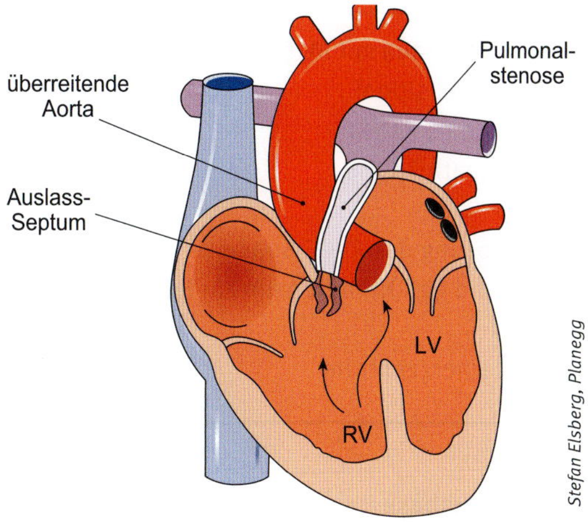

Abb. 1 Fallot-Tetralogie

Pathophysiologie:

Die Hypoxämie entsteht durch eine plötzliche Zunahme des Rechts-Links-Shunts über den Ventrikelseptumdefekt infolge

- eines akuten Spasmus des rechtsventrikulären Ausflusstrakts,
- eines Abfalls des systemischen Gefäßwiderstands oder
- einer Zunahme des pulmonalen Gefäßwiderstands.

Das Ergebnis ist eine dramatische Reduktion des pulmonalen Blutflusses und eine rasch zunehmende Hypoxämie.

Klinische Zeichen:

- Plötzliche, tiefe zentrale Zyanose
- Tachypnoe, Unruhe, Schreien
- Zunehmende Hypotonie
- Bewusstseinsstörungen
- Gefahr der Hypoxie-bedingten Krampfanfälle

Tab. 2 Auslöser der hypoxämischen Anfälle bei Kindern mit bekannter Fallot-Tetralogie vor operativer Korrektur

Auslöser	Mechanismus
Schmerz, Stress	↑ Sympathikus, RVOT-Spasmus
Fieber	↓ Systemischer Widerstand
Dehydratation	↓ Vorlast
Tachykardie	↓ Füllungszeit
Postprandial	↓ Systemischer Widerstand

Notfall: Hypoxämische Krise bei Patienten mit M. Fallot
- Kind in Kauerstellung (Knie-Brust-Position)
- Großzügige Sauerstoffgabe
- Morphin zur Sedierung und Sympathikolyse
- Volumengabe (10 ml/kg)
- Propranolol (Betablocker) zur Lösung des RVOT-Spasmus
- Bei schwerer Krise: Sedierung und ggf. Noradrenalin zur Erhöhung des systemischen Widerstands
- Zeitnaher Transport in ein Kinderherzzentrum

Shuntthrombose

Säuglinge mit ductusabhängigen Herzfehlern, die nicht primär korrigiert werden können, erhalten im Rahmen einer mehrstufigen operativen Versorgung einen systemisch-pulmonalen Shunt (z. B. modifizierter Blalock-Taussig-Shunt), um den pulmonalen oder systemischen Blutfluss sicherzustellen. Diese Shunts sind anfällig für Thrombosen.

Pathophysiologie:

Eine Shuntthrombose führt zu einem abrupten Abfall des pulmonalen oder systemischen Blutflusses. Die Kinder entwickeln innerhalb von Minuten eine schwere Hypoxämie bzw. einen Zusammenbruch der Systemperfusion. Auslöser können sein:
- Dehydratation
- Infektionen
- Inadäquate Antikoagulation
- Shuntstenose
- Hypotonie

Klinische Zeichen:
- Plötzliche, tiefe zentrale Zyanose oder auffällige Blässe
- Rascher Abfall der Sauerstoffsättigung und konsekutiv des Blutdrucks
- Kaum oder kein Shuntgeräusch mehr auskultierbar
- Zunehmende Azidose
- Gefahr des Kreislaufstillstands

Notfall: Shuntthrombose
- Sofortige Heparin-Bolusgabe (100 IE/kg)
- Sauerstoffgabe
- Volumenbolus zur Verbesserung des Shuntflusses
- Katecholamine bei Hypotonie verbessern ebenfalls den Shuntfluss
- Hyperventilation vermeiden
- Schnellstmöglicher Transport in ein Kinderherzzentrum
- Bereitschaft zur Reanimation – Shuntthrombosen können rasch zum Kreislaufstillstand führen

„Pulmonary Run-off"

Der „Pulmonary Run-off" ist ein Phänomen, das bei zyanotischen Herzfehlern sowohl bei ductusabhängigen pulmonalen als auch systemischen Kreisläufen auftreten kann, bei dem eine Imbalance zugunsten des Lungenkreislaufs entsteht (> Tab. 3).

Pathophysiologie:

Bei einem weit offenen Ductus arteriosus (z. B. durch hochdosierte Prostglandintherapie) oder einem zu großen aortopulmonalen Shunt fließt bei absinkendem Lungenwiderstand ein übermäßiger Anteil des Herzzeitvolumens in die Lunge („Run-off"). Dadurch wird der systemische Kreislauf unterversorgt. Ein häufiger Auslöser ist die unkontrollierte Gabe von Sauerstoff, der als potenter pulmonaler Vasodilatator zu einem Absinken des pulmonalen Gefäßwiderstands führen kann, oder eine zu intensive Beatmung.

Dies resultiert in
- systemischer Hypoperfusion,
- metabolischer Azidose,
- Laktatanstieg und
- kardiogenem Schock.

Klinische Zeichen:
- Kalte, blasse Haut
- Relativ zu hohe pulsoxymetrische Sauerstoffsättigung (≥ 90 %)
- Tachykardie
- Verlängerte Rekapillarisierungszeit
- Hypotension
- Laktatazidose
- Oligurie

Tab. 3 Mögliche Auslöser eines Pulmonary Run-off

Auslöser	Mechanismus
Unkontrollierte O_2-Gabe	↓ pulmonaler Widerstand
Hyperventilation	↓ CO_2 → pulmonale Vasodilatation
Fieber	Vasodilatation
Sepsis	↓ systemischer Widerstand

Notfall: Pulmonary Run-off

- Sauerstoffgabe minimieren (Ziel: SpO_2 75–85 %)
- Hyperventilation vermeiden
- Prostaglandin E1 in niedriger Dosis fortführen
- Volumen (vorsichtig titrieren)
- Frühzeitige Kontaktaufnahme mit einem Kinderherzzentrum

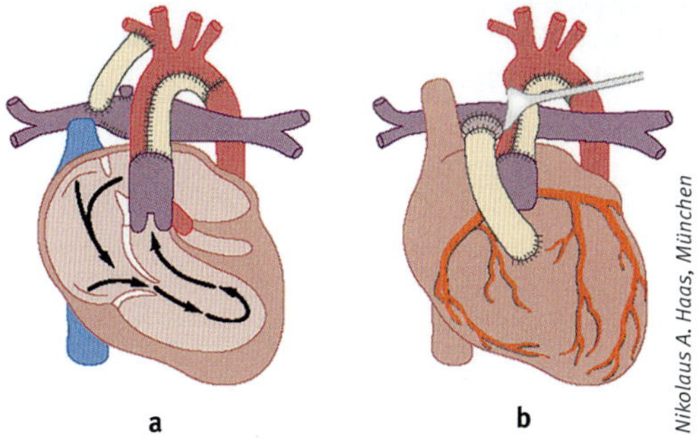

Abb. 2 Darstellung der verschiedenen Verfahren des ersten Schritts der Norwood-Operation (Stage 1): a) klassische Norwood-OP mit BT-Shunt, b) Sano-Modifikation der Norwood-OP mit RV-PA-Shunt

Bedeutung für Rettungsdienst und Notfallmedizin

Diese präoperativen Notfälle sind selten, aber hochgradig zeitkritisch. Die Kinder können innerhalb weniger Minuten von kompensiert zu lebensbedrohlich instabil wechseln. Für den Rettungsdienst ist entscheidend:

- Früherkennung der typischen Muster
- Vermeiden schädlicher Maßnahmen (z. B. Hyperventilation, aggressive O_2-Gabe)
- Rasches Einleiten spezifischer Therapien
- Sofortige Transport in ein spezialisiertes Zentrum

Bei der Verlegung von Kindern mit AHF zur Therapie in spezialisierte Zentren ist eine detaillierte Diskussion der Kreislaufphysiologie mit dem verlegenden und ggf. auch aufnehmendem Team sowie die Kenntnis von Ziel-SpO_2, Blutdruck und Herzfrequenz unumgänglich.

Notfälle nach Korrekturoperation – Fokus Fontan-Zirkulation

Die Fontan-Zirkulation stellt eine der komplexesten Kreislaufkonfigurationen in der modernen Kardiologie dar. Sie ist nicht als „Korrektur", sondern als Palliation zu verstehen – ein funktionell ausreichender, aber physiologisch fragiler Zustand.
Von Patienten und Angehörigen oft synonym verwendete Bezeichnungen sind:

- Fontan-Zirkulation
- Univentrikuläre Zirkulation
- Einkammerherz
- Totale cavopulmonale Zirkulation (TCPC)
- Totale cavopulmonale Konnektion

Basierend auf europäischen Registerdaten und EMAH-Zentren wird geschätzt, dass in Deutschland aktuell ca. 3.000–4.000 Menschen mit Fontan-Zirkulation leben, davon ca. 2.000–3.000 Erwachsene und ca. 1.000 Kinder und Jugendliche [8,9,10,11,12]. Für Rettungsdienst und Notfallmedizin ist es entscheidend zu verstehen, wie dieser Kreislauf funktioniert und warum er so leicht dekompensiert.

Die drei Operationsschritte – Überblick

Gemeinsames Merkmal der Herzfehler, die einer Fontan-Zirkulation zugeführt werden, ist das Vorhandensein von nur einer Herzkammer mit den zugeordneten Gefäßen (Aorta, Pulmonalarterie). Hieraus ergeben sich verschiedene operative Schritte:

- *Neugeborenenphase:*
  - Norwood-Operation (oder Modifikationen) bei Linksherzhypoplasie (➤ Abb. 2)
  - Aortopulmonaler Shunt bei Rechtsherzhypoplasie
  - Pulmonalarterien-Banding bei großen VSD
- *Säuglingsalter:*
  - Glenn-Anastomose (obere cavopulmonale Anastomose)
- *Kleinkindalter:*
  - Fontan-Komplettierung (Totale cavopulmonare Anostomose/connection, TCPC) (➤ Abb. 3)

Jeder dieser Schritte verändert die Hämodynamik grundlegend. Bei Patienten mit Fontan-Zirkulation

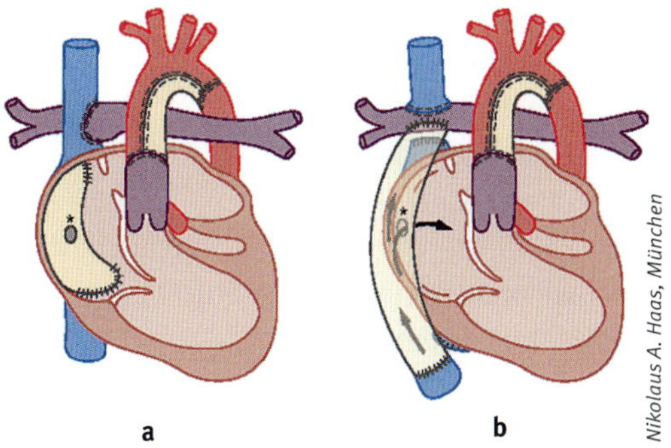

Abb. 3 Totale cavopulmonale Anastomose bei HLHS mit a) intrakardialem Tunnel, b) extrakardialem Conduit. Für beide Verfahren besteht die Möglichkeit der Anlage einer dekomprimierenden Kommunikation des Tunnels/des Conduits zum „pulmonalvenösen" Vorhof im Sinne eines atrialen Überlaufs bzw. einer Fenestrierung (*)

Tab. 4 Notfallmechanismen und Maßnahmen bei Fontan-Patienten

Auslöser	Pathophysiologie	Klinische Zeichen	Notfallmaßnahmen
Volumenmangel	↓ venöser Rückstrom	Tachykardie, Zyanose	kontrollierte Volumengabe
Beatmung	↑ intrathorakaler Druck	Hypotonie	niedrige Beatmungsdrücke
Arrhythmien	↓ atriale Kontraktion	Schwindel, Synkope	frühe Kardioversion/Medikation
Sepsis	↑ pulmonaler Widerstand	Hypoxie, Azidose	Volumentherapie nach Sepsis-Leitlinie, nur vorsichtiger Einsatz von Katecholaminen
Thrombose	Reduktion der Lungenperfusion	akute Hypoxie/Hypotonie	Heparin, Zentrumskontakt

wird die Lunge nicht mehr aktiv durch einen Ventrikel pulsatil perfundiert. Stattdessen fließt das Blut passiv von der oberen und unteren Hohlvene direkt in die Lungengefäße. Die das Blut durch die Lunge treibende Kraft ist die Differenz zwischen zentralem Venendruck (ZVD) und linksatrialem Druck (transpulmonaler Gradient). Diese wird im Wesentlichen durch die diastolische Funktion des Herzens und die Atmung generiert. Jede Verringerung des ZVD, Erhöhung des pulmonal vaskulären Widerstands oder linkatrialen Drucks führt zu einer Reduktion des Herzzeitvolumens [7].

Physiologie der Fontan-Zirkulation

Voraussetzungen für einen funktionierenden Fontan-Kreislauf:

- Niedriger pulmonaler Gefäßwiderstand
- Ungehinderter stenosefreier venöser Abstrom in die Lunge
- Niedriger intrathorakaler Druck
- Gute Funktion des Systemventrikels

Trigger für eine kardiale Dekompensation bei Patienten mit Fontan-Zirkulation (> Tab. 4)

Volumenmangel:

Schon geringe Flüssigkeitsverluste – etwa durch Fieber, Erbrechen oder Diuretika – können den venösen Rückstrom so weit reduzieren, dass der Kreislauf kollabiert. Die Patienten entwickeln rasch:

- Tachykardie
- Hypotonie
- zunehmende Zyanose
- Laktatazidose

Ziel: ZVD 15–20 mmHg (der ZVD entspricht dabei dem pulmonalarteriellen Mitteldruck)

Positive Druckbeatmung

Positive Druckbeatmung erhöht den intrathorakalen Druck und behindert den venösen Rückstrom. Bei Fontan-Patienten kann dies zu einem abrupten Abfall des Herzzeitvolumens führen.

Intubation und maschinelle Beatmung nur bei absoluter Notwendigkeit. Wenn unumgänglich, dann mit niedrigstmöglichen Beatmungsdrücken und langen Exspirationszeiten.

Arrhythmien

Der Fontan-Kreislauf ist extrem abhängig von einer effektiven atrialen Kontraktion und sequenziellen Entleerung des Herzens. Vorhofflattern oder supraventrikuläre Tachykardien können das Herzzeitvolumen um bis zu 40 % reduzieren, insbesondere durch die Verkürzung der Diastole. Viele Patienten benötigen eine frühzeitige elektrische Kardioversion.

Pneumonie/Sepsis

Eine Sepsis erhöht den pulmonalen Gefäßwiderstand und führt zu einer dramatischen Verschlechterung der Fontan-Hämodynamik. Die Patienten entwickeln rasch eine schwere Hypoxämie und einen distributiv-kardiogenen Mischschock.

Notfall: Fontan-Dekompensation

- ABCDE-Stabilisierung, Beatmung mit niedrigsten Drücken
- Sauerstoffgabe
- Volumen nach ZVD und Klinik titrieren
- Rhythmusanalyse, frühzeitige elektrische Kardioversion
- Katecholamine: bevorzugt Noradrenalin, ggf. plus Milrinon
- Frühzeitige Kontaktaufnahme mit einem Herzzentrum (EMAH)
- Transport priorisieren, invasive Maßnahmen minimieren

Notfälle nach biventrikulärer Korrektur

Patienten mit angeborenen Herzfehlern, die im Kindesalter biventrikulär korrigiert wurden, gelten aus Sicht vieler Patienten und Angehörigen als „geheilt“. Allerdings tragen diese Patienten trotz anatomischer Korrektur je nach Schweregrad ein erhöhtes Risiko für kardiale Notfälle. Kardiomyopathien, residuelle Defekte, Klappenprobleme und Rhythmusstörungen können auch Jahrzehnte nach der Operation zu akuten Dekompensationen führen.
Die Gruppe ist heterogen – von Ventrikelseptumdefekten über Fallot-Tetralogie bis zur Transposition der großen Arterien nach arterieller Switch-Operation. Die allgemeinen Behandlungsprinzipien von Herzrhythmusstörungen, Herzinsuffizienz etc. unterscheiden sich nicht wesentlich von Notfallpatienten ohne AHF – allerdings können diese klinischen Probleme bereits bei jüngeren Erwachsenen auftreten. Eine Anamnese für angeborene Herzfehler sollte eine frühzeitige Kontaktaufnahme mit einem Kinderherzzentrum bzw. den Transport in ein Zentrum mit EMAH-Expertise nach sich ziehen.

Prinzipien der biventrikulären Korrektur

Bei der biventrikulären Korrektur wird versucht, die normale Anatomie und Hämodynamik wiederherzustellen:

- Zwei funktionelle Ventrikel
- Getrennte Lungen- und Körperzirkulation
- Rekonstruktion von Klappen, Ausflusstrakten oder Septen

Zu typischen Residuen zählen:

- Narben im Myokard der Ventrikel oder Vorhöfe
- Eingebrachtes Fremdmaterial
- Klappendysfunktion nach Klappenrekonstruktion oder Klappenersatz
  - residuelle Stenosen oder Insuffizienzen
- Chronische Druck- oder Volumenbelastungen

Hämodynamische Besonderheiten

Auch nach erfolgreicher Korrektur sind manche Patienten hämodynamisch vulnerabel:

- Erhöhte Herzfrequenz → reduziert Füllungszeit und kann bei kardialer Fibrose/Narben Rhythmusstörungen triggern
- Vorlastschwankungen → besonders relevant bei rekonstruierten Klappen oder residuellen Stenosen
- Hypoxie / Azidose → steigert pulmonalen Widerstand und belastet den rechten Ventrikel

Häufige Notfälle nach biventrikulärer Korrektur (> Tab. 5)

Rhythmusstörungen (häufigster Notfall)
Narben im Vorhof oder Ventrikel, Leitungsbahnstörungen und Dilatation der Herzhöhlen begünstigen Rhythmusprobleme. Besonders relevant:

- Vorhofflimmern/Vorhofflattern
- Supraventrikuläre Tachykardien (SVT)
- Ventrikuläre Tachykardien (VT)
- Bradykarde Rhythmusstörungen/AV-Block

Klinische Zeichen:

- Palpitationen, Schwindel, Synkope
- Hypotonie
- Zeichen der Herzinsuffizienz
- Bei VT: Kreislaufinstabilität bis zum Kreislaufstillstand

Akute Herzinsuffizienz / Dekompensation
Auch nach Korrektur können sich im Verlauf Funktionsstörungen entwickeln:

- Klappeninsuffizienzen
- Myokardfibrose
- Residuelle Shunts
- Ausflusstraktstenosen, Re-Aortenisthmusstenose
- Systolische oder diastolische Dysfunktion

Klinische Zeichen:

- Dyspnoe, Tachypnoe
- Hypotonie
- Laktatazidose
- Periphere Zyanose
- Lungenstauung oder bei rechtsseitiger Problematik venöse Stauungszeichen
- Pleuraergüsse, Aszites
- Ödeme

Akute pulmonale Hypertonie / Rechtsherzkrise
Einige Patienten entwickeln trotz Korrektur eine pulmonale Gefäßkrankheit mit postoperativen Veränderungen der Lungengefäße. Als Auslöser für eine akute Dekompensation kommen folgende Faktoren in Frage:

- Infekte
- Hypoxie
- Azidose
- Thromboembolien

Tab. 5 Notfallmechanismen und klinische Hinweise bei biventrikulär korrigierten EMAH

Auslöser	Pathophysiologie	Klinische Zeichen	Notfallmaßnahmen (allgemein)
Rhythmusstörungen	Narben, Leitungsstörungen	Palpitationen, Synkope, Hypotonie	Rhythmusanalyse, elektrische Therapie bei Instabilität
Herzinsuffizienz	Klappenprobleme, Myokardfibrose	Dyspnoe, Zyanose, Laktatazidose	Sauerstoff, vorsichtige Volumentherapie, Zentrumskontakt
pulmonale Hypertonie	↑ pulmonaler Widerstand	schwere Dyspnoe, Zyanose	Stabilisierung, Vermeidung von Hypoxie/Azidose, ggf Inhalation von PGE1
Endokarditis	Klappen-/Patchbeteiligung	Fieber, neue Geräusche, Schock	Sepsis-Management, Klinikeinweisung
Aortopathie	Gefäßwandveränderungen	thorakaler Schmerz, Hypotonie	Transport in kardiochirurgisches Zentrum
Thromboembolie	Vorhofdilatation, Prothesen	Dyspnoe, neurologische Ausfälle	ABCDE, Sauerstoff, Kliniktransport

Klinische Zeichen:
- Schwere Dyspnoe
- Zyanose
- Akute Kreislaufinstabilität
- Zeichen des Rechtsherzversagens
- Synkope

Endokarditis-assoziierte Notfälle

Patienten mit rekonstruierten Klappen, Conduits oder Patchmaterial haben ein erhöhtes Risiko für:
- Akute Klappeninsuffizienzen
- Septische Embolien
- Fieber unklarer Genese
- Schockzustände

Klinische Zeichen:
- Fieber
- Septische Embolien (Osler Knötchen, Janeway Läsionen)
- Neue Herzgeräusche
- Zeichen der Herzinsuffizienz
- Neurologische Ausfälle bei Embolien

Aortopathien

Besonders relevant bei:
- Bikuspider Aortenklappe
- Turner-Syndrom
- Marfan Syndrom
- Transposition der großen Arterien nach arterieller Switch-Operation
- Aortenisthmusstenose

Mögliche Notfälle sind u. a. die akute Aortendissektion und die akute Aortenklappeninsuffizienz, hypertensive Krise

Klinische Zeichen:
- Plötzlicher thorakaler Schmerz
- Pulsdifferenzen
- Hypotonie
- Neurologische Symptome

Thromboembolische Ereignisse

Als Risikofaktoren für thromboembolische Ereignisse sind insbesondere Vorhofdilatation, Rhythmusstörungen, Klappenprothesen und residuelle Shunts zu nennen.

Notfallsituationen:
- Lungenembolie
- Schlaganfall
- Systemische Embolien

Klinische Zeichen:
- Akute Dyspnoe
- Neurologische Defizite
- Brustschmerz
- Hypotonie

Fazit

Angeborene Herzfehler sind längst keine rein pädiatrische Erkrankung mehr. Die steigende Zahl erwachsener Patienten mit komplexen Herzfehlern stellt Rettungsdienst und Notfallmedizin vor neue

Herausforderungen. Ein grundlegendes Verständnis der individuellen Kreislaufphysiologie, der typischen Komplikationen und der notfalltherapeutischen Besonderheiten ist entscheidend, um lebensbedrohliche Situationen frühzeitig zu erkennen und adäquat zu behandeln. Besonders kritisch sind Patienten mit Fontan-Zirkulation, deren Kreislauf extrem empfindlich auf Volumenverschiebungen, Beatmungsdruck, Rhythmusstörungen oder Infektionen reagiert.

Quellen:

[1] van der Linde D, Konings EE, Slager MA, et al. Birth prevalence of congenital heart disease worldwide. J Am Coll Cardiol. 2011;58(21):2241–7.

[2] Moons P, Bovijn L, Budts W, et al. Temporal trends in survival to adulthood among patients born with congenital heart disease. Circulation. 2010;122(22):2264–72.

[3] Gewillig M, Brown SC. The Fontan circulation after 45 years: update in physiology. Heart. 2016;102(14): 1081–6.

[4] Gurvitz M, Valente AM, Broberg C, et al. Prevalence and predictors of gaps in care among adult congenital heart disease patients. Circulation. 2013;128(11):e1–8.

[5] Quartermain MD, Pasquali SK, Hill KD, et al. Variation in prenatal diagnosis of congenital heart disease in the United States. Circulation. 2015;132(6):507–15.

[6] Ewer AK. Review of pulse oximetry screening for critical congenital heart defects in newborn infants. Curr Opin Cardiol. 2013;28(2):92–6.

[7] d'Udekem Y, Iyengar AJ, Cochrane AD, et al. The Fontan procedure: contemporary techniques have improved long-term outcomes. Circulation. w

[8] d'Udekem Y, Iyengar AJ, Galati JC, et al. Redefining expectations of long-term survival after the Fontan procedure. Circulation. 2014;130(11 Suppl 1):S32–8.

[9] Pundi KN, Johnson JN, Dearani JA, et al. 40-Year Follow-Up After the Fontan Operation. Circulation. 2015;131(21):2091–9.

[10] Moons P, Bovijn L, Budts W, et al. Temporal trends in survival to adulthood among patients born with congenital heart disease. Circulation. 2010;122(22):2264–72.

[11] Tutarel O, Kempny A, Alonso-Gonzalez R, et al. Congenital heart disease beyond the age of 60: emergence of a new population with high resource utilization, high morbidity, and high mortality. Eur Heart J. 2014;35(11):725–32.

[12] Deutsche Gesellschaft für Pädiatrische Kardiologie und Angeborene Herzfehler (DGPK). Epidemiologie angeborener Herzfehler in Deutschland. DGPK-Bericht. 2020.

Der Autor

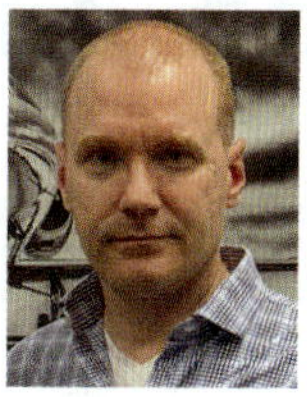

Alex Veldman, PD Dr. med. Alex Veldman, Pädiater, Kinderkardiologe, Neonatologe. Direktor der Klinik für Kinderheilkunde und Jugendmedizin der Helios HSK Wiesbaden, Medical Director der Unicair GmbH, Wiesbaden (Internationaler Patiententransport)

Interessenskonflikt: Der Autor gibt an, dass kein Interessenskonflikt vorliegt.

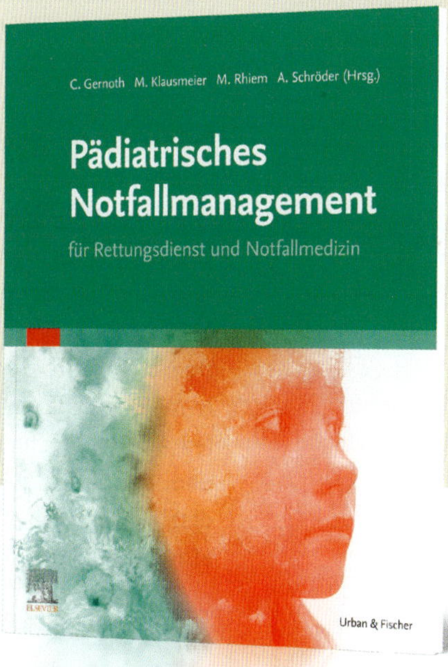

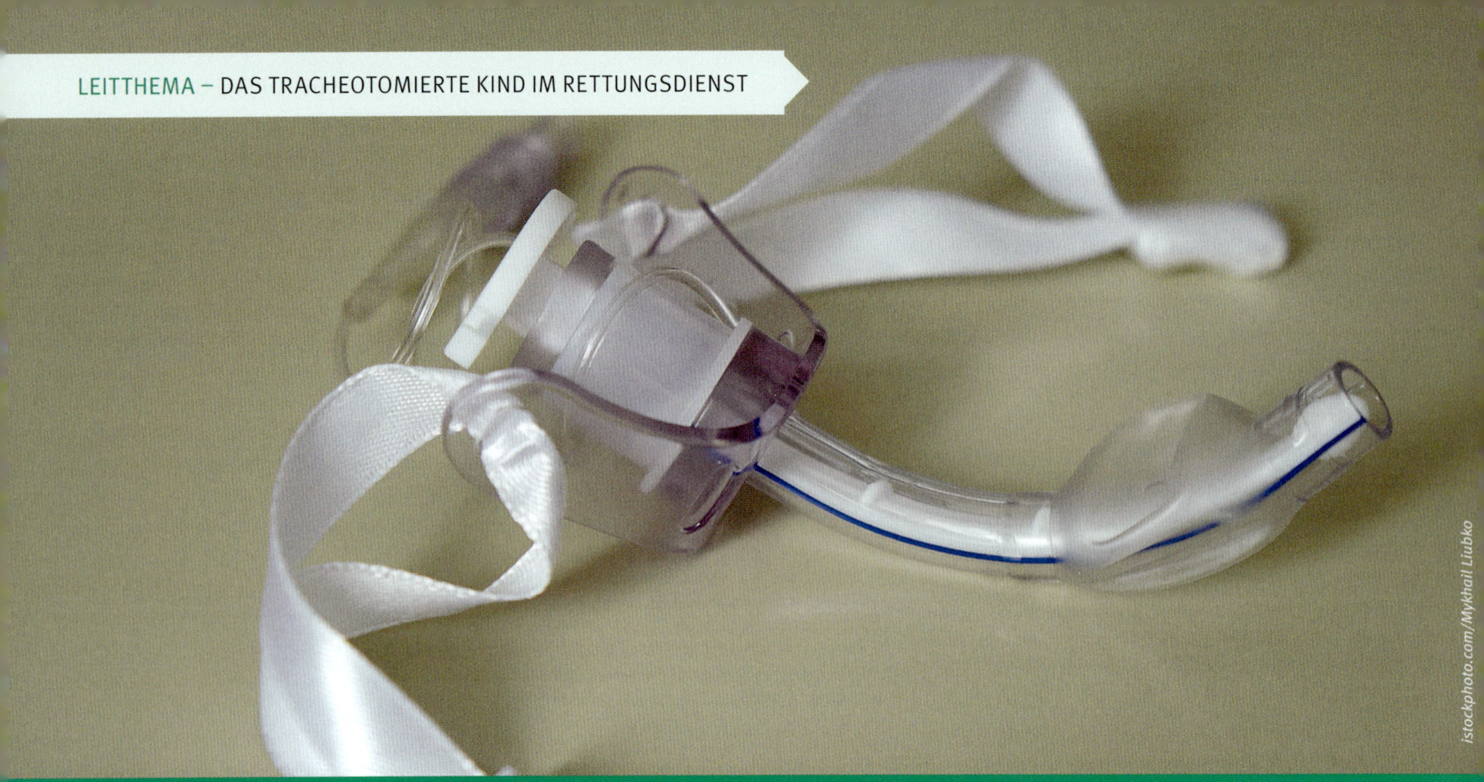

istockphoto.com/Mykhail Liubko

Das tracheotomierte Kind im Rettungsdienst

Schlüsselwörter:
Tracheostoma
Kind
Atemwegsnotfall
Rettungsdienst

Zusammenfassung: *Tracheostomata im Kindesalter stehen selten im Mittelpunkt eines präklinischen Notfallgeschehens, stellen aber neben dem pädiatrischen Notfall an sich bei einem zumeist komplex vorerkrankten Kind eine zusätzliche, ganz besondere Herausforderung dar. Fehlende Routine im Umgang, praktische Unsicherheit und mangelndes Hintergrundwissen können in diesem sehr speziellen Atemwegsnotfall innerhalb kürzester Zeit zur Eskalation in lebensbedrohliche Situationen beitragen. Der folgende Beitrag geht auf die Besonderheiten des kindlichen Tracheostomas anhand eines Fallbeispiels ein, um typische Komplikationen, notwendige Sofortmaßnahmen sowie die Bedeutung strukturierter Algorithmen zu verdeutlichen.*

Epidemiologische Daten und Häufigkeit

Wie viele Kinder in Deutschland mit einem Tracheostoma versorgt sind und im häuslichen Umfeld zum Teil oder gänzlich von ihren Familienmitgliedern versorgt werden, ist nicht genau bekannt. Da es für diese Form der Versorgung keine zentrale Meldepflicht gibt, beruhen die folgenden Zahlen auf Hochrechnungen von Fachgesellschaften und Verbänden, wie denen der Deutschen interdisziplinären Gesellschaft für außerklinische Beatmung und Intensivversorgung (DIGAB e. V., Sektion für Kinder und junge Menschen) oder denen des Vereins INTENSIVkinder zuhause e. V. Gemäß dem deutschen Pflegereport von 2022 [5] sind geschätzt bei etwa 800.000 im häuslichen Umfeld zu pflegenden jungen Menschen unter 20 Jahren etwa 2.000 Kinder dauerhaft außerklinisch, somit im häuslichen Umfeld, beatmet. Hiervon ist sicherlich eine nicht unbeachtliche Zahl nichtinvasiv beatmet, sodass die Häufigkeit von vorhandenen Tracheostomata im Kindesalter bei den außerklinisch beatmeten Kindern in ihrer Quantität im deutschen Raum insgesamt als sehr selten ange-

Fallbeispiel

An einem kalten Januarabend werden Sie mit Ihrem Team zu einem 4-jährigen Kind mit bekanntem Tracheostoma bei einer syndromalen Erkrankung (Undine-Syndrom) unter der Kennung „akute Atemnot“ gerufen. Beim Eintreffen zeigt sich ein deutlich unruhiges Kind, Jonathan, mit ausgeprägter Dyspnoe und Zyanose.

Die Eltern berichten über plötzlich aufgetretene Atemgeräusche aus der Trachealkanüle und starke Atemanstrengungen, die auch nach Absaugversuch über das Stoma nicht besser wurden.

Primäreinschätzung ABCDE:

- *A: Trachealkanüle sichtbar, gurgelnde Atemgeräusche, auskultatorisch und fühlbar kein effektiver Luftstrom vorhanden.*
- *B: Atemfrequenz 40/min, flach, deutliche Einziehungen, schaukelnde/anstoßende Atmung, SpO_2: 82 % (Raumluft) mit deutlicher Zyanose.*
- *C: Herzfrequenz 160/min, Recap-Zeit 3–4 Sekunden, die Haut ist blass, kühl und feucht.*
- *D: GCS: 14 (weint, reagiert aber adäquat), Pupillen isokor, recht weit, lichtreagibel.*
- *E: keine sichtbaren Verletzungen, normale Körpertemperatur von 36,9 °C.*

Bereits zu diesem Zeitpunkt stellen Sie den Verdacht auf eine Verlegung des Atemwegs, der Trachealkanüle.

Sie versuchen, Eltern und Kind verbal zu beruhigen und geben bei sichtbaren Atemanstrengungen des Kindes zunächst hochdosiert Sauerstoff über das Tracheostoma und – nach Eintreffen des zweiten Rettungsmittels – auch über das Gesicht. Die Trachealkanüle scheint rein äußerlich betrachtet in korrekter Position zu sein. Sie erkundigen sich nach der einliegenden Kanülengröße, um einen passenden Absaugkatheter vorzubereiten, um unter dem Verdacht der Verlegung des Trachealkanülenlumens einen neuerlichen Absaugversuch zu unternehmen.

nommen werden muss. Sie weist jedoch in den letzten Jahren eine zunehmende Prävalenz auf [6], und dies wird sicherlich auch für die präklinische Versorgung in Deutschland bedeutsamer. In anderen europäischen Industrienationen liegt die Inzidenz bei etwa 0,5–1,5 pro 10.000 Kindern mit ebenso vorhandener Wachstumstendenz. Die Gründe hierfür sind insbesondere Fortschritte in der Neonatologie und der pädiatrischen Intensivmedizin, die das Überleben von Kindern mit komplexen Grunderkrankungen ermöglichen.

Die häufigsten Indikationen zur Anlage zumeist plastischer, also chirurgisch angelegter Tracheostomata im Säuglings- und Kindesalter umfassen:

- Langzeitbeatmung bei neuromuskulären Erkrankungen
- Obstruktive Erkrankungen der oberen Atemwege
- Zentralnervöse Atemregulationsstörungen
- Kongenitale Fehlbildungen des Larynx oder der Trachea

Infektbedingte, zeitkritisch durchzuführende invasive Atemwegszugänge – beispielsweise im Rahmen einer Epiglottitis – zeigen entgegen der o.g. allgemein zunehmenden Inzidenz an Tracheotomien eine abnehmende Tendenz. Für den Rettungsdienst bedeutet die geringe Fallzahl eine eingeschränkte Routine bei gleichzeitig hohem Risiko jedes einzelnen Notfalls mit einem tracheotomierten Kind, deren Anzahl stetig wächst.

Merkhilfe zur Größenauswahl für Absaugkatheter:
Kanüleninnendurchmesser × 2 = Charriere

Komplikationen und Notfälle bei tracheotomierten Kindern

Die häufigsten schwerwiegenden Atemwegsnotfallsituationen bei Kindern mit Tracheostoma sind:

- Verlegung der Trachealkanüle durch Sekret- oder Schleimpfropf
- Dislokation bis hin zur vollständigen Dekanülierung mit erfolglosem Replatzierungsversuch
- Fehllage nach erfolgtem Wechselversuch (Eltern, Pflegedienst) mit kompletter Atemwegsverlegung und Emphysembildung

Neben diesen Notfallsituationen sind lokale Infektionen mit entzündlichen Veränderungen (Granulome, narbige Strikturen), Blutungen am Tracheostoma und Fehlfunktionen der Kanüle im Sinne von Materialfehlern (Cuffhernie) oder Materialermüdung möglich.

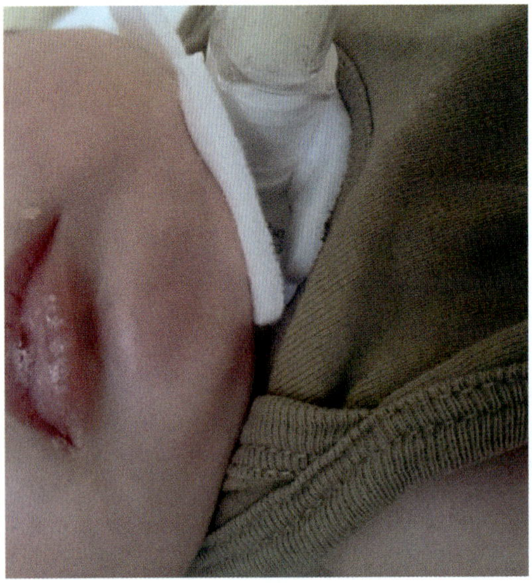

Abb. 1 Der geringere Atemwegsdurchmesser bei Kindern macht bei Notfällen zügiges und strukturiertes Handeln erforderlich.

Aufgrund der kleineren Atemwegsdurchmesser im Kindesalter können bereits geringe Einengungen des Lumens der Kanüle – insbesondere vor dem Hintergrund der für die Anlage des Tracheostomas ursächlichen Erkrankungen – rasch zur respiratorischen Dekompensation und Hypoxie bis hin zum hypoxisch bedingten Herzkreislaufstillstand führen (➤ Abb. 1). Daher ist hier zügiges und strukturiertes Handeln notwendig!

Empfehlungen und Leitlinien zum Management atemwegsbedingter Notfälle

Internationale und nationale Leitlinien empfehlen – in Analogie zu den Reanimationsrichtlinien – ein standardisiertes Vorgehen bei Tracheostoma-Notfällen im Kindesalter (➤ Abb. 2). Die verfügbare Literatur umfasst jedoch nur eine begrenzte Zahl konkret operationalisierter Handlungsempfehlungen für atemwegsbedingte Notfallsituationen in dieser Patientengruppe. Hervorzuheben sind insbesondere folgende Algorithmen, auch wenn diese Konzepte nicht ausschließlich auf die präklinische Versorgung ausgerichtet sind:

- Die Algorithmen des National Tracheostomy Safety Project (NTSP) [1, 2]
- Die Empfehlungen der Deutschen Gesellschaft für Pädiatrische Pneumologie (DGPP) [3]
- Der von Wiebke und Turner publizierte Notfallalgorithmus [7]

Trotz unterschiedlicher Zielsettings (innerklinisch vs. außer- bzw. präklinisch) zeigen diese Algorithmen eine bemerkenswerte Übereinstimmung in ihren grundlegenden Handlungsprinzipien.
Alle Konzepte priorisieren die **rasche Sicherstellung von Oxygenierung und Ventilation,** im Einklang mit aktuellen Reanimations- und Atemwegsleitlinien. Ein zentrales und in allen Empfehlungen betontes Element ist die sofortige Sauerstoffgabe über das Tracheostoma sowie parallel über die oberen Atemwege, kombiniert mit einer klinisch orientierten Atembeurteilung.
Ein weiterer Konsens besteht in der frühzeitigen funktionellen **Überprüfung der Tracheostomaposition und -durchgängigkeit** mittels Absaugversuch. Die Möglichkeit, einen Absaugkatheter vorzuschieben, dient dabei als pragmatischer Marker für die Offenheit des Atemwegs. Ist dies möglich, ergeben sich mehrere therapeutische Optionen:

- Sekretmobilisation
- Applikation von Sauerstoff
- Nutzung des Katheters als Führungshilfe bei Lagekorrektur oder Neueinlage der Trachealkanüle

Allen Algorithmen gemeinsam ist die klare Priorisierung, zunächst die Lage und Durchgängigkeit des Tracheostomas zu prüfen, bevor eine Überdruckbeatmung über die Kanüle erfolgt. Dieses Prinzip wird insbesondere im NTSP-Schema explizit hervorgehoben und in ein strukturiertes Eskalationskonzept eingebettet.
Präklinisch relevant ist zudem die Option, nach Entfernung der Kanüle eine **Notfallbeatmung** über das Tracheostoma unter Verwendung einer dicht

Fallbeispiel

Nach frustranem Absaugversuch mit spürbarem Passagehindernis des Absaugkatheters in einer Tiefe von etwa 5 cm wird die Trachealkanüle unter Nutzung des im Notfallsets des Kindes vorhandenen Trachealspreizers (Kilianspreizer) unter Sicht zügig entfernt. Gemäß den Angaben des Vaters ist der natürliche obere Atemweg von Jonathan, die Option zur Maskenbeatmung, nie problematisch gewesen, sodass Sie Jonathan bei weiterhin vorhandener, wenn auch schwacher Spontanatmung während des Kanülenwechsels die Sauerstoffmaske mit hoher Flussrate auf dem Gesicht belassen. Nach Entfernung der Kanüle zeigt sich ein festsitzender Schleimpfropf als Ursache der Obstruktion.
Nach Einlage der neuen Trachealkanüle mit der im Notfallset vorhandenen Ersatzkanüle kommt es zu einer raschen klinischen Stabilisierung der Atemfrequenz mit Normalisierung der Sauerstoffsättigung.
Das Kind wird unter Monitoring in eine pädiatrische Schwerpunktklinik transportiert. Der Einsatz verläuft ohne weitere Komplikationen.

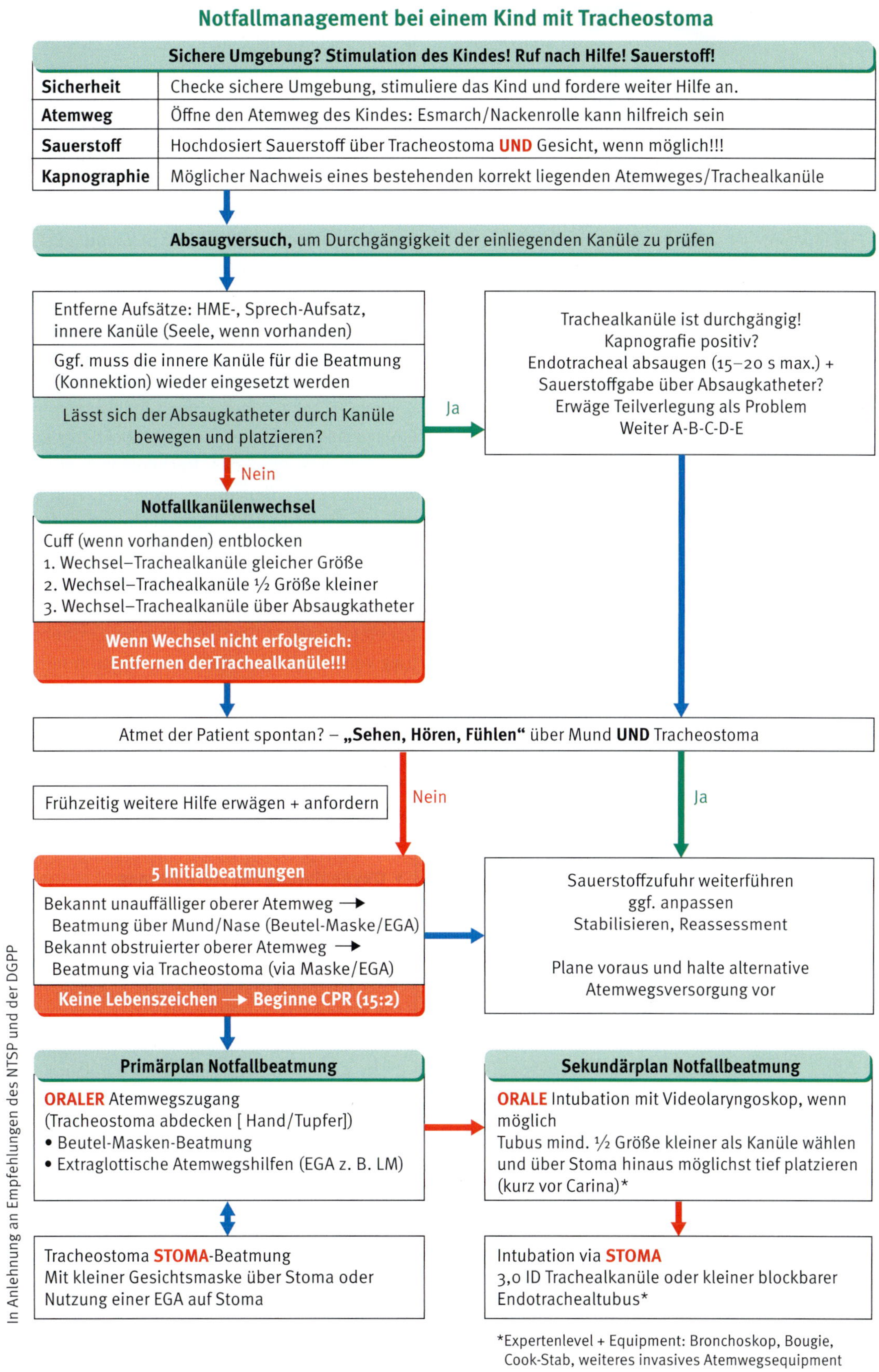

Abb. 2 Die wichtigsten Empfehlungen für den präklinischen Atemwegsnotfall bei tracheotomierten Kindern

Christian Gernoth, Duisburg/Heike Hübner, Berlin

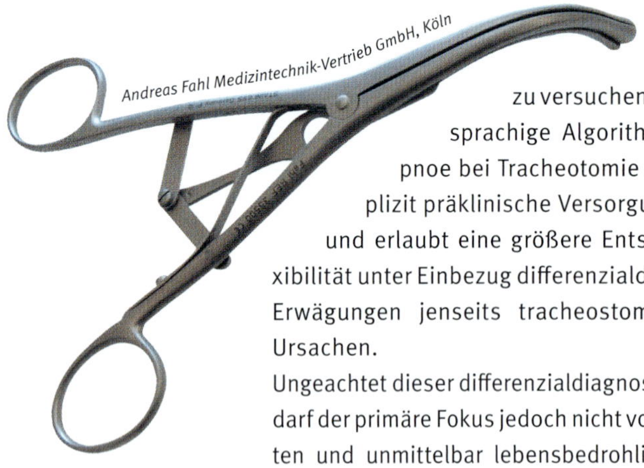

Abb. 3 Trachealspreizer

aufgesetzten Larynxmaske zu versuchen. Der deutschsprachige Algorithmus zur Dyspnoe bei Tracheotomie adressiert explizit präklinische Versorgungsrealitäten und erlaubt eine größere Entscheidungsflexibilität unter Einbezug differenzialdiagnostischer Erwägungen jenseits tracheostomaspezifischer Ursachen.

Ungeachtet dieser differenzialdiagnostischen Breite darf der primäre Fokus jedoch nicht von den häufigsten und unmittelbar lebensbedrohlichen tracheostomaspezifischen Komplikationen – insbesondere Kanülenverlegung und Dislokation – abgelenkt werden.

Die **Notfallpläne der DGPP** erweitern die rein akute Perspektive um eine systemische Dimension. Sie integrieren das Notfallmanagement in den Kontext der außerklinischen Langzeitversorgung und betonen die Bedeutung strukturierter Vorbereitung, regelmäßiger Schulungen und standardisierter Notfallsets (u. a. Ersatzkanülen unterschiedlicher Größen mit Mandrin, Trachealspreizer ➤ Abb. 3, Schlitzkompressen, Gleitgel, Fixierbänder) sowie die Nutzung bettseitiger Notfallkarten. Dieser Ansatz reflektiert die zunehmende Zahl komplex erkrankter Kinder in der häuslichen Versorgung und adressiert eine der zentralen Ursachen vermeidbarer Morbidität: **Fehler durch unzureichende Vorbereitung.**

Die Implementierung klarer, praxistauglicher Algorithmen sowie regelmäßige Trainingsformate (Simulation, Hands-on-Training) können die Handlungssicherheit der Helfenden signifikant erhöhen, insbesondere im Umgang mit Tracheostomata und dem Sekretmanagement. Dies entspricht den etablierten Prinzipien des Crew Resource Managements [8].

Im konkreten Management des **Trachealkanülenwechsels** steht bei fehlender Passage der Kanüle deren frühzeitige Entfernung im Vordergrund. Das NTSP-Schema empfiehlt hierfür ein klar strukturiertes Stufenkonzept (gleiche Größe, kleinere Größe, Nutzung von Führungshilfen). Andere Empfehlungen betonen stärker die individuelle Anatomie, die Art der Tracheotomie sowie das Risiko eines Stomakollapses. Während ein standardisiertes Eskalationsschema als grundlegende Orientierung dient, ist im pädiatrischen Kontext die Berücksichtigung individueller Besonderheiten – einschließlich elterlicher Erfahrung – besonders relevant, da anatomische Variabilität hier eine größere Rolle spielt.

Kann keine Wechselkanüle etabliert werden und/oder kommt es zu progredienter Hypoxie mit hämodynamischer Instabilität, gilt – sofern anamnestisch nicht kontraindiziert – die **Beatmung über den oberen Atemweg** über die bekannten Eskalationsstufen (Beutel-Maskenbeatmung, extraglottische Atemwegshilfe, endotracheale Intubation) unter gleichzeitiger Abdichtung des Tracheostomas als primärer Weg zur Wiederherstellung der Oxygenierung. Alternativ kann – insbesondere bei bekannten schwierigen oberen Atemwegen – die Einlage eines möglichst dünnen, blockbaren Endotrachealtubus über das Tracheostoma erwogen werden [1, 2, 3]. Dies ist insbesondere dann sinnvoll, wenn verfügbare Trachealkanülen aufgrund ihrer Größe nicht platzierbar sind, jedoch die Chance besteht, mit einem kleinlumigeren Tubus die Engstelle zu überwinden.

Die elementarsten Empfehlungen zur Erstbehandlung von Atemwegsnotfällen bei Kindern mit Tracheostoma lassen sich demzufolge auf 4 Grundprinzipien herunterbrechen:

Grundprinzipien zur Notfallbehandlung von Atemwegsnotfällen bei Kindern mit Tracheostoma

- **Oxygenierung hat stets Vorrang**
  Vor jeder Ursachenklärung:
  - Sauerstoffgabe über Stoma **und** oberen Atemweg
  - Bei Spontanatmung: beide Zugangswege nutzen
  - Bei Ateminsuffizienz: Beutel-Maskenbeatmung über Gesicht, Stoma abdichten

  → Kein blindes Beatmen über die Kanüle ohne vorherige Lageprüfung
- **Funktion vor Technik**
  Frühzeitige Prüfung:
  - Lage der Kanüle
  - Durchgängigkeit
  - Absaugversuch als diagnostisches Tool

  → Kein Absaugkatheter platzierbar = kein sicherer Atemweg!

- **Frühzeitige Kanülenentfernung bei Zweifel**
  Keine Passage? Keine Luftbewegung?
  → **Kanüle raus**
  Danach:
  - Neue Kanüle (gleiche → kleinere Größe)
  - Ggf. Führungshilfen nutzen (Absaugkatheter)
  - Alternativ: Sicherung über oberen Atemweg
- **Niedrige Eskalationsschwelle**
  Frühzeitig:
  - Nachforderung weiterer Hilfe
  - Transport → Kinderklinik (Voranmeldung, Atemwegsressourcen berücksichtigen)

Diese Prinzipien sollten als Kernbestandteile sektorenübergreifender Handlungsempfehlungen betrachtet, genutzt und praktisch geschult werden. Konkret könnte ein erster elementarer Schritt sein, diese Algorithmen im Rettungsdienst regelmäßig vorzuhalten und zu trainieren (z.B. als Schaubild im RTW, digital auf genutzten Geräten).

Fazit

Tracheotomierte Kinder stellen im Rettungsdienst eine seltene, jedoch hochkomplexe lebensbedrohliche Notfallsituation dar. Die Einbindung der Eltern als Experten ihres Kindes kann zusätzlich wertvolle Unterstützung bieten (individuelle Besonderheiten).

Diese Einsätze eskalieren aber nicht vordringlich wegen ihrer Seltenheit, sondern wegen fehlender Struktur im Vorgehen.
Was hilft:

- Klare Algorithmen
- Oxygenierung
- Frühe Funktionsprüfung des Stomas
- Keine „blinden“ Beatmungsversuche
- Niedrige Eskalationsschwelle für weitere Hilfe

Quellen:

[1] McGrath BA, Bates L, Atkinson D, Moore JA. National Tracheostomy Safety Project. Multidisciplinary guidelines for the management of tracheostomy and laryngectomy airway emergencies. Anaesthesia. 2012; 67(9): 1.025–1.041.
[2] „National Tracheostomy Safety Project“. Emergency algorithms for children with tracheostomies. Aus: www.tracheostomy.org.uk (letzter Zugriff: 19.02.2026)
[3] Stehling F, Wendt A, Berger M, Kerzel S, Vlajnic D, Fuchs H, Gunst L. Notfallpläne zum Management von Notfällen bei Kindern mit außerklinischer Beatmung [Emergency Care Plans for the Management of Emergencies in Children on Home Mechanical Ventilation]. Klin Padiatr. 2024; 236(2): 57–63.
[4] Timmermann A, Böttiger BW, Byhahn C, Dörges V, Eich C, Gräsner JT et al. S1-Leitlinie Prähospitales Atemwegsmanagement (Kurzfassung). Anästh Intensivmed 2019; 60: 316–336.
[5] Jacobs K, Kuhlmey A, Greß S, Klauber J, Schwinger A (Hrsg.). Pflege-Report 2022. Spezielle Versorgungslagen in der Langzeitpflege. Berlin, Heidelberg: Springer Nature, 2022.
[6] Positionspapier des Fachbeirates „Care Management für versorgungsintensive Kinder und Jugendliche“. Aus: https://www.fachbeirat-caremanagement.de/download/FBCM_PP-Schule.pdf (letzter Zugriff: 19.02.2026)
[7] Nerdfallmedizin: „Dyspnoe bei Tracheotomie“. Aus: https://nerdfallmedizin.de/wp-content/uploads/2020/08/flowchart-dyspnoe-bei-tracheotomie.pdf (letzter Zugriff: 19.02.2026)
[8] Rall M, Lackner C. Crisis Resource Management (CRM – Der Faktor Mensch in der Akutmedizin). Notfall Rettungsmed. 2010; 13: 349–356.

Der Autor

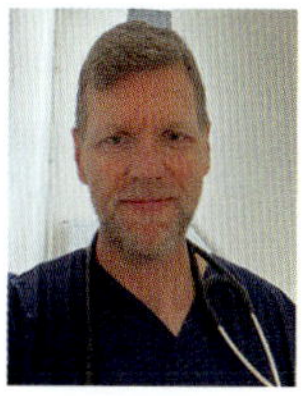

Dr. med. Christian Gernoth M. A. (HCM), D. E. S. A., Sektionsleiter Kinderanästhesie Helios Klinikum Duisburg, Facharzt für Anästhesie, Zusatzbezeichnung Notfallmedizin und Intensivmedizin. Medizinischer Kursdirektor Emergency Pediatric Care (EPC); Simulationstrainer Schwerpunkt präklinische und innerklinische pädiatrische Notfälle; Herausgeber und Autor einschlägiger Buchveröffentlichungen und Artikel.

Interessenskonflikt: Der Autor gibt an, dass kein Interessenskonflikt vorliegt.

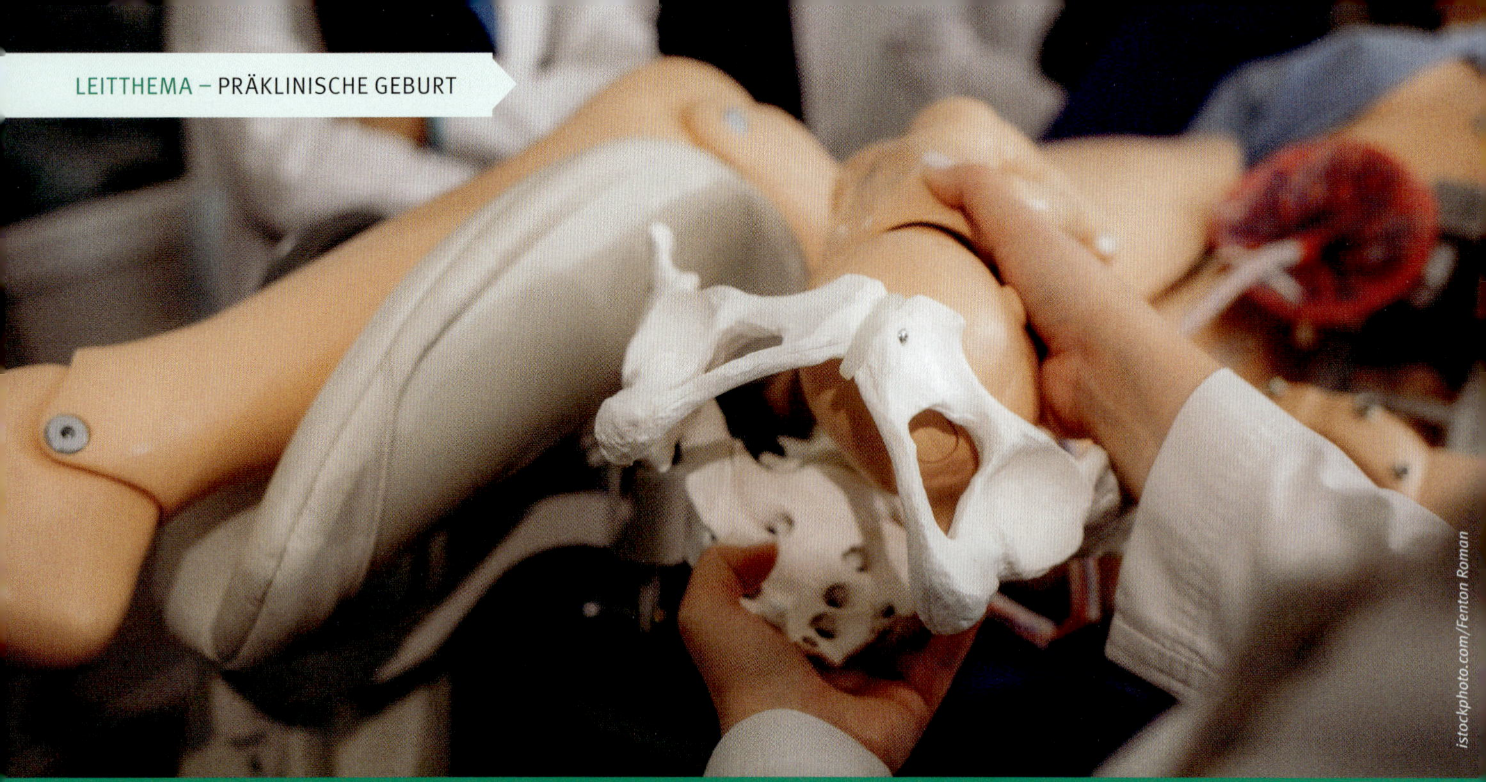

Präklinische Geburt: Anforderungen in der Notfallsanitäterausbildung

Schlüsselwörter:
Geburtshilfe
Präklinische Geburt
Notfallsanitäter
Ausbildung
Simulation
Kreißsaal

Zusammenfassung: *Der präklinische Geburtseinsatz ist selten, jedoch besonders herausfordernd. Viele Notfallsanitäter und Notfallsanitäterinnen erleben Unsicherheit, da sie ihre Ausbildung als unzureichend empfinden. In einer qualitativen Studie wurden Erfahrungen im Umgang mit außerklinischen Geburten erhoben und Ausbildungsanforderungen abgeleitet. Deutlich wird eine Diskrepanz zwischen theoretischer Vorbereitung und Realität im Einsatz. Besonders hervorgehoben wird der Bedarf an mehr Praxisbezug, geburtshilflich qualifizierten Dozierenden, Simulationstrainings und klinischen Einsätzen. Eine stärker praxisorientierte, wiederholende Ausbildung soll Sicherheit und Versorgungsqualität in der präklinischen Geburtshilfe verbessern und liefert Impulse zur Anpassung der Ausbildungskonzepte.*

Geburt in der Präklinik

Ungeplante außerklinische Geburten sind in Deutschland selten, stellen für Notfallsanitäter und Notfallsanitäterinnen jedoch eine hochgradig fordernde Ausnahmesituation dar. Nur etwa zwei Prozent aller Geburten finden außerhalb klinischer Einrichtungen statt, wobei der Anteil tatsächlich ungeplanter präklinischer Geburten noch deutlich geringer ist. [1, 2] In Situationen, in denen ein rechtzeitiger Transport der Gebärenden in eine geeignete Einrichtung nicht mehr möglich ist, wird meist der Rettungsdienst hinzugezogen. In diesen Fällen liegt die Verantwortung für die Geburtsbegleitung, die Erstversorgung des Neugeborenen sowie die Betreuung der Mutter vor, während und direkt nach der Geburt beim Rettungsfachpersonal – konkret oft bei Notfallsanitätern und Notfallsanitäterinnen.

Diese Verantwortung stellt eine große Herausforderung dar, insbesondere, da diese Einsätze mit hoher Unsicherheit, emotionaler Belastung und einem potenziell kritischen Verlauf verbunden sind. Jüngste Studien belegen, dass viele Notfallsanitäter und Notfallsanitäterinnen den Geburtseinsatz zu den unbeliebtesten Einsatzarten zählen und dieser mit negativen Gefühlen in Verbindung gebracht wird. Grund dafür ist unter anderem das sehr geringe Einsatzaufkommen, das kaum Erfahrungswerte zulässt und den Gewinn einer Routine verhindert, sowie eine unzureichende beziehungsweise zu theoretische Vorbereitung in der Ausbildung, die als ungenügend eingeschätzt wird. [3] Darüber hinaus steht die ungeplante präklinische Geburt in internationalen Studien mit einer erhöhten Gefahr für Schwangere und Neugeborene in Verbindung, was sich auf die Morbidität- und Mortalitätsrate auswirkt. [4,5]

Die Notfallsanitäterausbildung ist gesetzlich geregelt, doch die Umsetzung geburtshilflicher Ausbildungsinhalte ist in einigen Bereichen lückenhaft. Insbesondere mangelt es an praktischen Lerngelegenheiten, etwa in Form realer klinischer Einsätze, sowie an einer wiederkehrenden Auseinandersetzung mit der Thematik. Dieser Mangel führt dazu, dass sich viele Einsatzkräfte im Ernstfall überfordert fühlen, obwohl sie rechtlich und praktisch für diese Situationen zuständig sind. [6,7]

Im Rahmen einer qualitativen Studie wurde daher der zentralen Frage nachgegangen, welche konkreten Anforderungen und Bedarfe sich aus dem Erleben realer präklinischer Geburtseinsätze ergeben. Beleuchtet wurde die Perspektive von Notfallsanitätern und Notfallsanitäterinnen, die mindestens einen Geburtseinsatz in ihrem Berufsleben begleitet haben. Aus diesen Erfahrungen wurden wesentliche Hinweise für die inhaltliche, didaktische und methodische Weiterentwicklung der geburtshilflichen Ausbildung abgeleitet, um langfristig sowohl die Handlungssicherheit des medizinischen Fachpersonals als auch die Versorgungsqualität für Mutter und Kind bei steigenden Einsatzzahlen verbessern zu können (➤ Abb. 1).

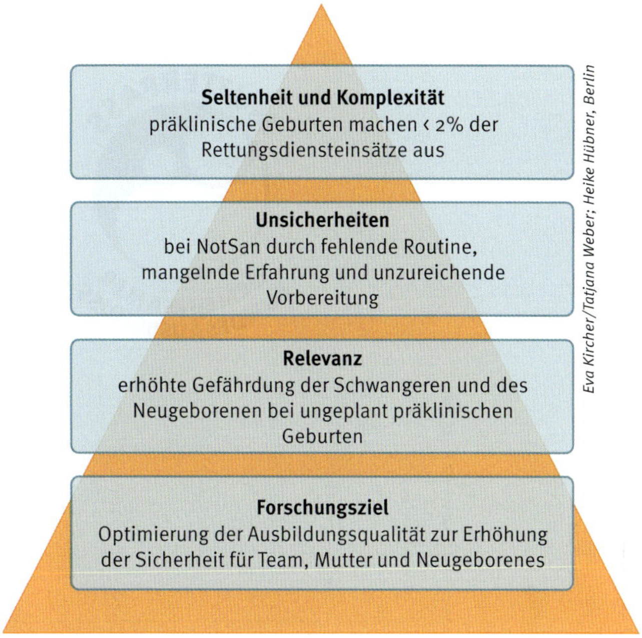

Eva Kircher/Tatjana Weber; Heike Hübner, Berlin

Abb. 1 Präklinische Geburt im Rettungsdienst

Geburtshilfe im Rettungsdienst

In Deutschland liegt die selbstständige Leitung einer physiologischen Geburt nach Eintritt der Wehen bei der Hebamme. Ärztliche Unterstützung wird erst bei pathologischen Verläufen erforderlich, wie sie in den Leitlinien der Deutschen Gesellschaft für Gynäkologie und Geburtshilfe definiert sind. Während etwa 98 % aller Geburten in geburtshilflichen Kliniken stattfinden, entfällt nur ein sehr geringer Anteil auf Hausgeburten oder Geburtshäuser. [1, 2] Fachgesellschaften äußern jedoch Bedenken hinsichtlich geplanter außerklinischer Geburten, da diese bei unerwarteten Komplikationen ein erhöhtes Risiko für Morbidität und Mortalität bergen. [4]

Unter Hinzuziehung der Erfassungen anderer europäischer Länder wird die ungeplante Geburt außerhalb eines Krankenhauses in der aktuellen Literatur mit einer errechneten Häufigkeit von 0,08–2 % der eingangs als innerklinisch geplanten Entbindungen als sehr selten angegeben. Die Gründe sind vielfältig, meist handelt es sich um Mehrgebärende oder Frauen mit einem insgesamt raschen Geburtsverlauf, der einen Transport in die Klinik unmöglich macht. [3]

Im präklinischen Bereich stellt die Geburt ein seltenes, jedoch hochkomplexes Einsatzszenario dar. Bundesweite Einsatzzahlen liegen nicht vor;

Abb. 2 Mutterpass

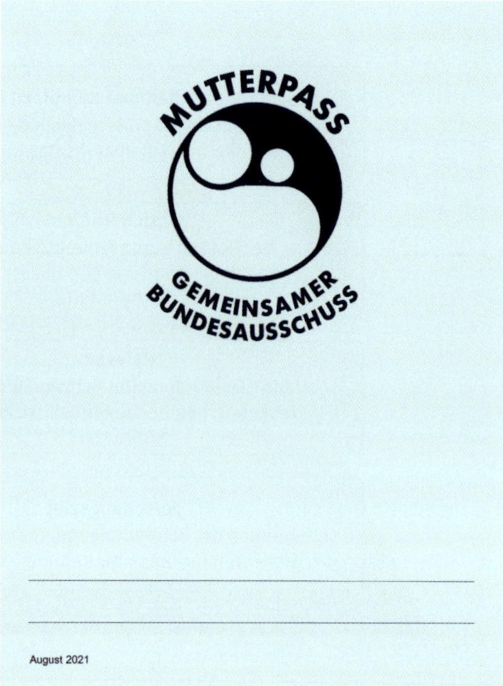

Gemeinsamer Bundesausschuss (G-BA), Berlin

exemplarisch zählt in Baden-Württemberg die präklinische Geburt zu einem der seltensten Alarmierungsstichworte. [8] Das Rettungsfachpersonal steht hierbei vor der Herausforderung, simultan Mutter und Neugeborenes unter meist suboptimalen Bedingungen zu versorgen. Die zunehmende Zentralisierung geburtshilflicher Kliniken und die Schließung kleinerer Entbindungsstationen lassen erwarten, dass geburtshilfliche Notfälle im Rettungsdienst an Häufigkeit zunehmen werden. Hinzu kommen Faktoren wie höheres maternales Alter und relevante Vorerkrankungen, die das Risiko geburtshilflicher Komplikationen zusätzlich erhöhen. [3,9]

Trotz einer niedrigen Komplikationsrate bei Geburten stellt der Geburtseinsatz eines der stressbehaftetsten und emotional intensivsten Meldebilder für Notfallmediziner und -medizinerinnen dar. [10,11] Aufgrund des geringen Vorkommens ist es für Rettungsfachpersonal kaum möglich, relevante praktische Erfahrungen im Einsatzgeschehen mit außerklinischen Geburten zu sammeln. Für Notfallsanitäter und Notfallsanitäterinnen sind aufgrund dessen standardisierte Handlungsalgorithmen unverzichtbar. Zu Beginn steht die Einschätzung des Geburtsstadiums, die über Transportfähigkeit und weiteres Vorgehen entscheidet. Eine strukturierte Anamnese, Interpretation des Mutterpasses (➤ Abb. 2) sowie Beurteilung von Schwangerschaftswoche, Kindslage und Risikofaktoren sind essenziell. Bei unmittelbar bevorstehender Geburt ist fundiertes Wissen zu geburtshilflichen Maßnahmen notwendig, einschließlich der Unterstützung in der Austrittsphase, bei der Abnabelung sowie der Versorgung von Plazenta und Neugeborenem. Neben Basistechniken müssen Notfallsanitäter und Notfallsanitäterinnen auch mit spezieller Medikamentenapplikation und dem Management spezifischer Notfälle wie Schulterdystokie, Nabelschnurvorfall, postpartalen Blutungen oder Anpassungsstörungen des Neugeborenen vertraut sein. [10]

Obwohl die Mehrheit ungeplanter außerklinischer Geburten komplikationslos verläuft, zeigen internationale Daten ein erhöhtes Risiko für Hypothermie, Hypoglykämie und Mortalität beim Neugeborenen. Daraus ergeben sich hohe Anforderungen an geburtshilfliche Kompetenzen des Rettungsdienstes. Die Versorgung während der Geburt und im direkten postpartalen Zeitraum verlangt ein hohes Maß an Fachwissen, Entscheidungsfähigkeit und Empathie, um die Sicherheit von Mutter und Kind unter präklinischen Bedingungen zu gewährleisten. [12,13,14]

Merke: Weniger als 2 % aller Geburten in Deutschland finden ungeplant außerhalb einer Klinik statt. Die Komplikationsrate ist gering, die Anforderungen an die Notfallsanitäter und Notfallsanitäterinnen sind ungeachtet dessen vielfältig und nicht zu unterschätzen.

Trotz der herausfordernden Rahmenbedingungen stellt die präklinische Geburtshilfe einen besonders prägenden Einsatzbereich dar, da sie dem Rettungsfachpersonal ermöglicht, einen intimen und einzigartigen Moment aktiv mitzugestalten und dabei entscheidend zur Gesundheit von Mutter und Neugeborenem beizutragen.

Ausbildung im geburtshilflichen Kontext

Die Ausbildung zum Notfallsanitäter bzw. zur Notfallsanitäterin wurde im Jahr 2014 eingeführt und gesetzlich geregelt. Seither ersetzt sie das Berufsbild der Rettungsassistenten und Rettungsassistentinnen und umfasst eine dreijährige, staatlich geregelte Vollzeitausbildung, die an drei Lernorten – Schule, Lehrrettungswache und Klinik – stattfindet. Insgesamt müssen dabei 4.600 Ausbildungsstunden absolviert werden, die alle Bereiche der präklinischen Notfallmedizin berücksichtigen. [6,7]

Der theoretische Teil der gynäkologischen und geburtshilflichen Ausbildung wird überwiegend in der Berufsfachschule vermittelt (➤ Abb. 3). Die Inhalte können dann durch themenspezifische Praxisanleitungen auf der Lehrrettungswache oder bei Notfalleinsätzen, die eine geburtshilfliche Komponente aufweisen, ergänzt und vertieft werden. 720 Stunden der gesamten Ausbildung entfallen auf die klinische Praxis. Diese Stunden sind auf mehrere Pflichtbereiche wie Anästhesie, Intensivmedizin, Notaufnahme, Geriatrie und Psychiatrie verteilt – 40 Stunden sind für den Bereich Pädiatrie oder Geburtshilfe vorgesehen, wobei diese bei Bedarf simulationsbasiert ersetzt werden können.

In der Praxis zeigt sich, dass die Umsetzung der geburtshilflichen Inhalte stark variiert. Es existieren keine bundeseinheitlichen Lehrpläne für die Fachinhalte – viele Schulen orientieren sich an eigenen Curricula oder an länderspezifischen Vorgaben. Die durchschnittlich zur Verfügung stehende Unterrichtszeit für den Bereich Geburtshilfe schwankt stark und ist oft eingebettet in größere Themenkomplexe wie Pädiatrie oder Gynäkologie. Entsprechend fällt der Tiefgang des vermittelten Wissens sehr unterschiedlich aus.

Darüber hinaus bleibt es vielen Auszubildenden verwehrt, an einer echten Geburt im klinischen Setting teilzunehmen. Auch die Inhalte in der schulischen Ausbildung beschränken sich oft auf theoretische Grundlagen. Der Lerneffekt bleibt dadurch begrenzt – insbesondere, wenn Lerninhalte nur einmalig behandelt werden und keine Wiederholung oder Vertiefung stattfindet. [7]

Dabei wäre genau dies essenziell: Die Versorgung einer präklinischen Geburt erfordert umfangreiches Fachwissen, das im Einsatz sicher und strukturiert abrufbar sein muss. Neben der Einschätzung des Geburtsfortschritts gehört dazu auch das sichere Begleiten in der Austrittsphase, die Versorgung des Neugeborenen und das Erkennen und Behandeln möglicher lebensbedrohlicher Komplikationen. Ebenso darf die psychologische Kompetenz zur Begleitung der Gebärenden, die sich in einer besonderen Lebenssituation befindet, nicht vernachlässigt werden.

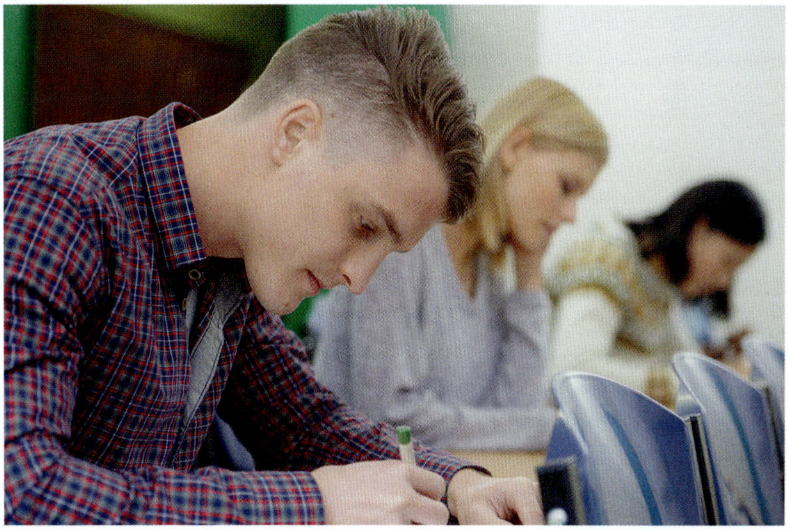
Colourbox.com/Peopleimages.com

Abb. 3 Die Theorie der gynäkologischen und geburtshilflichen Ausbildung wird überwiegend in der Berufsfachschule vermittelt

Angesichts steigender Herausforderungen im Rettungsdienst, etwa durch den demografischen Wandel, die zunehmende Zentralisierung geburtshilflicher Einrichtungen und höhere Einsatzzahlen, gewinnt diese Problematik an Relevanz. Eine bessere Einbindung geburtshilflicher Inhalte in die Ausbildung ist daher nicht nur im Sinne der Patienten- und Patientinnensicherheit geboten, sondern auch im Interesse der Berufszufriedenheit und Belastungsresilienz von Notfallsanitätern und Notfallsanitäterinnen. [3, 9]

Forschungsdesign und Methode

Zur Untersuchung der Fragestellung wurde ein qualitativer Forschungsansatz gewählt mit dem Ziel, möglichst tiefgehende und subjektiv geprägte Einsichten zu gewinnen – insbesondere im Hinblick auf das Erleben, die Herausforderungen und die Einschätzungen zur Ausbildung aus Sicht der betroffenen Notfallsanitäter und Notfallsanitäterinnen. Die Datenerhebung erfolgte mittels halbstrukturierter Interviews, die auf einem zuvor entwickelten Leitfaden basierten. Hierbei wurde insbesondere auf vier Themenbereiche eingegangen:

- Erleben des Geburtseinsatzes
- Rückblick auf die eigene Ausbildung
- Geburtshilfliche Vorbereitung durch die Ausbildung
- Anforderungen an zukünftige Ausbildungskonzepte

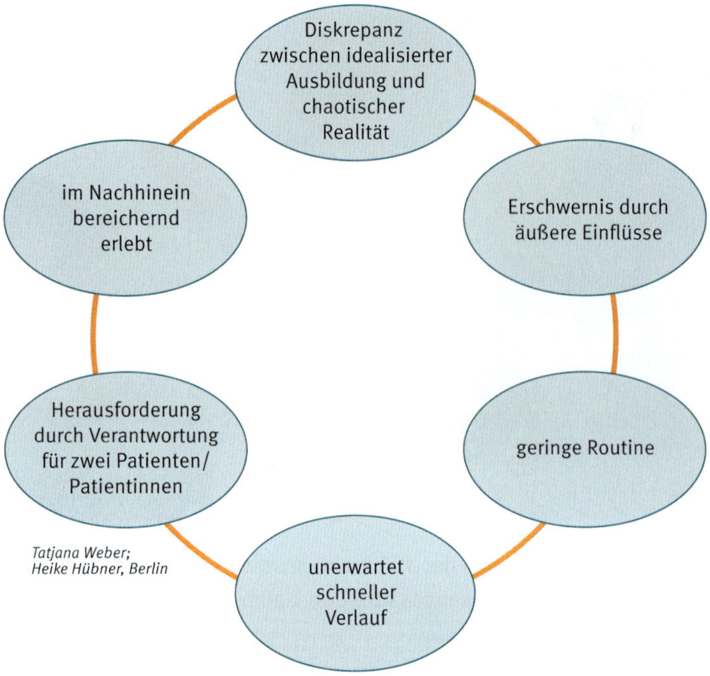

Tatjana Weber; Heike Hübner, Berlin

Abb. 4 Erleben des Geburtseinsatzes

Insgesamt wurden acht Notfallsanitäter und Notfallsanitäterinnen interviewt, die nachweislich mindestens eine Geburt im präklinischen Einsatz betreut hatten. Die Rekrutierung erfolgte zum Teil über persönliche Kontakte sowie über einen Mailverteiler einer Rettungsdienstorganisation. Die Interviews fanden zwischen August und Oktober 2024 statt – teils online, teils in Präsenz. Die Gespräche wurden aufgezeichnet, transkribiert und anonymisiert.

Die Stichprobe umfasste sowohl Absolventen und Absolventinnen der dreijährigen Notfallsanitäterausbildung als auch Personen, die über eine Ergänzungsprüfung aus dem Rettungsassistentenberuf weiterqualifiziert wurden. Die berufliche Erfahrung variierte ebenso wie der Umfang der bisherigen Geburtseinsätze. Dadurch konnten unterschiedliche Perspektiven eingebracht werden, was die inhaltlichen Breite und Validität der Ergebnisse erhöhte.

Nach einer qualitativen Inhaltsanalyse nach Mayring wurden die Transkripte deduktiv auf Grundlage der Forschungsfragen kodiert und durch induktive Kategorien ergänzt, die sich während der Analyse ergaben. Ziel war es, zentrale Themen, wiederkehrende Muster sowie individuelle Perspektiven sichtbar zu machen und komplexe, erfahrungsbasierte Daten strukturiert und nachvollziehbar zu analysieren.

Schlüsselergebnisse und Kernaussagen

Die Resultate der leitfadengestützten Interviews zeigen ein klares Bild: Es herrscht eine signifikante Diskrepanz zwischen dem gesetzlich geregelten Ausbildungsziel und der realen Einsatzanforderung im Kontext präklinischer Geburten. Obwohl Notfallsanitäter und Notfallsanitäterinnen eigenverantwortlich Geburten begleiten und Neugeborene versorgen sollen, fühlen sich viele im Ernstfall unsicher. Hauptursachen sind fehlende praktische und klinische Erfahrungen, unzureichende Wiederholung des Gelernten sowie eine stark variierende curriculare Umsetzung.

Die Ergebnisse gliedern sich in fünf Hauptkategorien mit jeweils mehreren Subkategorien, die zentrale Aspekte zu Wahrnehmung, Ausbildungserfahrung und Verbesserungsvorschlägen beleuchten.

Emotionale Reaktionen auf den Geburtseinsatz

Der Großteil der Befragten beschreibt die präklinische Geburt als besonders intensives und emotional geprägtes Erlebnis. Neben positiven Gefühlen wie Freude, Stolz und dem Bewusstsein, Teil eines einzigartigen Moments zu sein, dominieren Stress, starke Anspannung, Respekt und die Sorge, Fehler zu machen. Insbesondere beim ersten Geburtseinsatz zeigt sich das Gefühl der Unsicherheit als sehr präsent. Gleichzeitig geben einige an, dass sie nach einer erfolgreich begleiteten Geburt ein Gefühl großer Zufriedenheit empfanden, welches sie nachhaltig motivierte.

Erleben des Geburtseinsatzes

Die befragten Notfallsanitäter und Notfallsanitäterinnen betonen, dass sich die reale Einsatzsituation erheblich von der vermittelten Theorie unterscheidet. Häufig treten unvorhersehbare Einflüsse auf: beengte Platzverhältnisse, Zeitdruck, Sprachbarriere, das Fehlen geeigneter Materialien oder emotional aufgebrachte Angehörige. Die Diskrepanz zwischen theoretischer Wissensvermittlung und der Realität im Einsatz stellt ein wiederkehrendes Problem dar. Besonders fordernd empfinden viele die Verantwortung für zwei Patientinnen bzw. Patienten, die parallel versorgt werden müssen. Die Dynamik, Unvorhersehbarkeit und emotionale Intensität waren in der Ausbildung kaum abgebildet worden (> Abb. 4).

Vorbereitung durch die Ausbildung

Die Reflexion der Ausbildungsinhalte ergibt ein weitgehendes Gefühl der Unzufriedenheit, da die Mehrheit der Befragten die theoretische Vorbereitung als oberflächlich empfindet. Der schulische Unterricht zur Geburtshilfe umfasste dabei nur wenige Stunden und wurde selten vertieft. Praktische Übungen wie Simulationen oder realitätsnahe Fallbeispiele fanden nur bei der Hälfte der Befragten statt. Einige hatten niemals eine Geburt in Realität miterlebt. Wiederholung und Vertiefung fehlten völlig. Teilweise musste sich das Wissen nach der Ausbildung eigenständig angeeignet oder mussten Kollegen und Kolleginnen befragt werden, um sich sicherer zu fühlen. Viele Notfallsanitäter und Notfallsanitäterinnen berichten, dass sie im Berufsalltag nur wenige oder gar keine Möglichkeiten haben, geburtshilfliche Kompetenzen regelmäßig anzuwenden oder zu trainieren. Besonders positiv hervorgehoben wird hingegen die Durchführung von realitätsnahen Fallbeispielen oder Simulationen, wenn dies in die eigene Ausbildung implementiert wurde.

Die theoretische Ausbildung wird in vielen Fällen als nicht ausreichend erlebt, um praktische Handlungssicherheit zu entwickeln. Gleichzeitig sorgt ein geringes geburtshilfliches Einsatzaufkommen dafür, dass die Entwicklung eines sicheren und routinierten Vorgehens kaum möglich ist. Simulationstrainings, Fallbeispiele und praktische Übungen gelten als entscheidend, werden jedoch bislang unterschiedlich intensiv genutzt.

Herausforderungen und Defizite der aktuellen Ausbildung

Mehrfach wird betont, dass die Geburtshilfe in der Ausbildung ein Randthema sei, das keinen hohen Stellenwert habe. Das führt dazu, dass viele Notfallsanitäter und Notfallsanitäterinnen im Einsatz grundlegende Unsicherheiten entwickeln. Neben der fehlenden Routine in der Praxis bemängeln die Befragten auch die unzureichende Vorbereitung auf Komplikationen, die geringe Wiederholung im Unterricht sowie fehlende klinische Einsätze. Der Umgang mit Stress, die Kommunikation mit der Gebärenden und die Einschätzung des Geburtsfortschritts sind kaum trainiert worden.

Die Belastung durch Unsicherheit und Stress zeigt sich nicht nur in Bezug auf das eigene Wissen, sondern auch in der Verantwortung gegenüber Mutter und Kind. Die Angst vor Komplikationen wird als Stressfaktor beschrieben, der sich negativ auf die Handlungssicherheit auswirken kann. Einige Befragte berichten, dass die Mitalarmierung von Notärzten und Notärztinnen entlastend wirkte, zugleich jedoch nicht immer realisierbar sei (➤ Abb. 5).

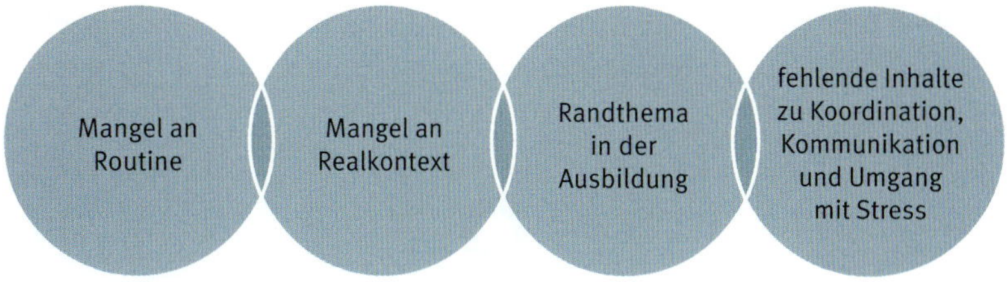

Tatjana Weber; Heike Hübner, Berlin

Abb. 5 Herausforderungen und Defizite der aktuellen Ausbildung

Anforderungen an die geburtshilfliche Ausbildung

Einigkeit besteht bei den Befragten über den Wunsch nach einer deutlichen Aufwertung der Geburtshilfe im Curriculum. Wiederkehrend genannt wird die Notwendigkeit von praxisorientierten Schulungen und Simulationstrainings, in denen typische Szenarien unter realitätsnahen Bedingungen geübt werden. Ebenso wird der Einbezug von Hebammen oder gynäkologischem Fachpersonal gefordert, um den Unterricht fachlich zu bereichern und mehr Perspektiven einzubringen. Es wird ein hoher Stellenwert für interdisziplinäre Ansätze erkannt. Die Teilnehmenden schätzen insbesondere den Austausch mit Hebammen, Ärzten und Ärztinnen sowie anderen Fachpersonen. Deren Einbindung in die Aus- und Fortbildung wird als besonders wertvoll beschrieben, da praxisnahes Wissen und psychologische Sicherheit vermitteln werden können. Gleichzeitig wird betont, dass auch Fachdozenten und -dozentinnen über methodisch-didaktische Kompetenzen verfügen müssen, um die Lernprozesse wirksam zu gestalten.

Ein großer Teil der Befragten plädiert dafür, die verpflichtenden Klinikstunden tatsächlich in geburtshilflichen Abteilungen abzuleisten und nicht durch Simulationen zu ersetzen. Auch eine engere Verknüpfung von Theorie und Praxis sowie die Vermittlung klarer Algorithmen für präklinische Geburten werden als notwendig erachtet. Die befragten Notfallsanitäter und Notfallsanitäterin-

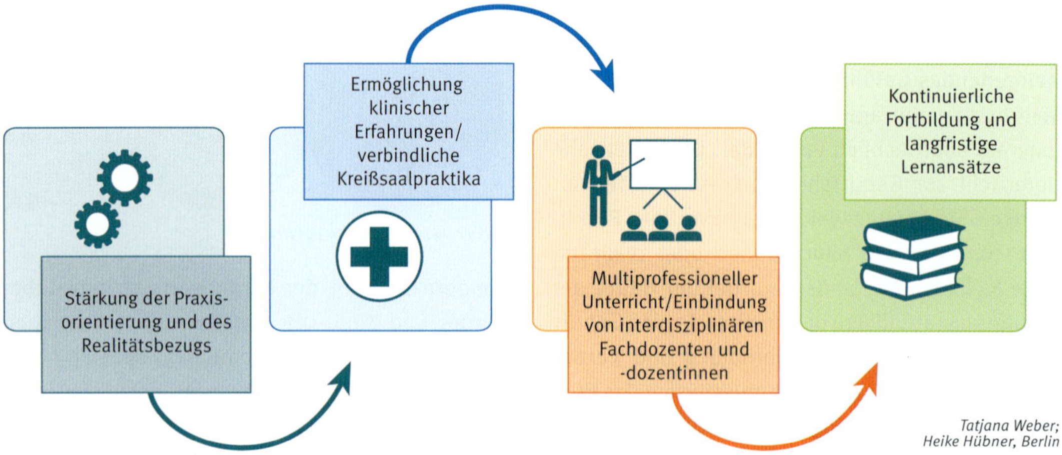

Abb. 6 Anforderungen an den geburtshilflichen Unterricht von Notfallsanitätern und Notfallsanitäterinnen

nen betonen, dass regelmäßige Wiederholungen und Fortbildungen essenziell sind, um die Handlungskompetenz zu festigen und das Gefühl der Unsicherheit zu reduzieren (> Abb. 6).

Fazit der Ergebnisse

Insgesamt zeigt sich ein deutlicher Konsens: Der präklinische Geburtseinsatz stellt eine erhebliche Herausforderung dar, die in der bisherigen Ausbildung nicht ausreichend berücksichtigt wird.
Die emotionalen Reaktionen der Befragten belegen, dass präklinische Geburten nicht nur fachlich, sondern auch psychologisch eine besondere Belastung darstellen. Die Mischung aus Freude über das entstehende Leben und gleichzeitiger Sorge vor Fehlern oder Komplikationen schafft eine herausfordernde Einsatzdynamik, die in der Ausbildung bisher kaum berücksichtigt wird. Dies stellt ein Risiko dar – sowohl für die Versorgungsqualität als auch für die psychische Stabilität von Notfallsanitätern und Notfallsanitäterinnen. Diese Aspekte verweisen auf die Notwendigkeit, psychologische Unterstützung und Strategien zum Stressmanagement stärker in die Ausbildungskonzepte zu integrieren.
Die Diskrepanz zwischen theoretischen Lerninhalten und tatsächlicher Einsatzsituation führt zu großer Anspannung und dem Wunsch nach mehr praktischer Erfahrung. Die Befragten sind überzeugt, dass Simulationstrainings, multiprofessioneller Unterricht und klinische Praxiseinsätze entscheidend dazu beitragen können, die Versorgungssicherheit für Mutter und Neugeborenes zu verbessern und das Vertrauen der Notfallsanitäter und Notfallsanitäterinnen in die eigene Kompetenz zu stärken.

Abb. 7 Die Zusammenarbeit mit Hebammen liefert einen Einblick in die Praxis und erhöht die fachliche Sicherheit

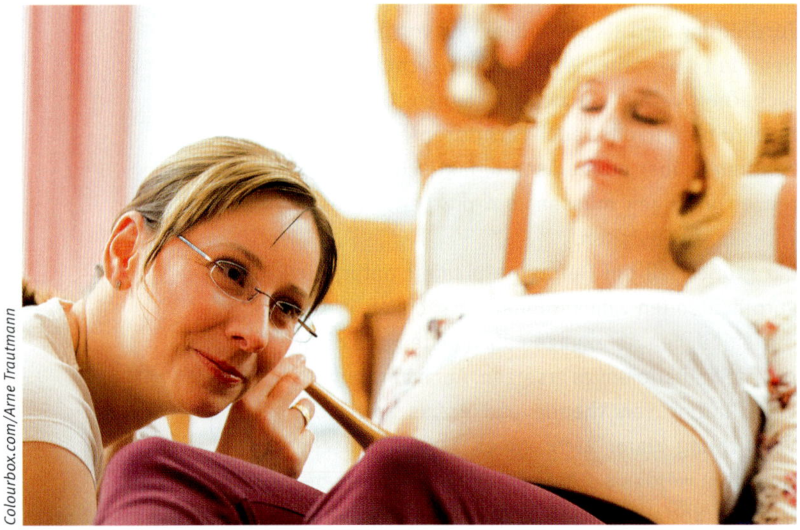

Zentrale Handlungsfelder

Aus den Ergebnissen lassen sich mehrere zentrale Aktionsbereiche für Forschung und Praxis ableiten. Ein erster Schwerpunkt liegt auf der Entwicklung realitätsnaher Trainingsmethoden. Simulationen unter möglichst realen Bedingungen sollten insbesondere in den geburtshilflichen Unterricht eingearbeitet werden. Sie gelten bereits in anderen Lernbereichen der präklinischen Notfallmedizin als extrem effektiv, um die Theorie-Praxis-Diskrepanz zu schließen. [15] Gleichzeitig bieten Kreißsaalpraktika und praxisorientierte Fallbesprechungen Potenzial, den Kontrast zwischen Theorie und Praxis zu verringern. Ferner sollten die didaktischen Konzepte besonders wirksam hinsichtlich seltener, aber unter Umständen kritischer Einsatzbilder gestaltet sein, um die Inhalte nachhaltig zu vermitteln. Hierbei gilt es, sowohl die medizinisch-fachliche als auch die Handlungs- und Sozialkompetenz sowie die Resilienz gezielt zu fördern.

Ein zweites Handlungsfeld betrifft die Integration interdisziplinärer Lehr- und Lernformate. Die Zusammenarbeit mit Hebammen und anderen Fachexperten und -expertinnen kann einen erheblichen Beitrag leisten, um fachliche Sicherheit sowie ein besseres Verständnis geburtshilflicher Abläufe zu entwickeln (➤ Abb. 7). Dabei stellt sich die Frage, wie solche interdisziplinären Ansätze strukturell verankert und pädagogisch begleitet werden können, um nachhaltige Effekte zu erzielen. Hierbei sollte priorisiert werden, miteinander, voneinander und übereinander zu lernen, um die Versorgungsqualität zu erhöhen. [16]

Darüber hinaus verdeutlicht die Studie, dass geburtshilfliche Inhalte in der Ausbildung oft nur einen geringen Stellenwert einnehmen, obwohl sie in kritischen Situationen von hoher Relevanz sind. Zukünftig sollte daher geprüft werden, wie die Ausbildung so gestaltet werden kann, dass auch seltene Notfallsituationen regelmäßig wiederholt und in Erinnerung gerufen werden. Digitale Lernformate, wiederkehrende Simulationen und verpflichtende Fortbildungsangebote sind hier mögliche Ansätze, um das lebenslange Lernen zu fördern. Die Entwicklung spezifischer Fortbildungskonzepte ist eine relevante Perspektive, wobei die Herausforderung darin besteht, Fortbildungsangebote praxisnah, zeitlich realisierbar und fachlich fundiert zu gestalten. Die Entwicklung von Handlungskompetenzen sollte sich dabei am tatsächlichen beruflichen Alltag orientieren. [17]

Ein weiterer Aspekt betrifft die psychologische Dimension geburtshilflicher Einsätze. Die Resultate verdeutlichen, dass Unsicherheiten und Stressreaktionen ein wesentliches Hemmnis darstellen. Die ausschlaggebenden Stressfaktoren im Geburtseinsatz sind der Umgang und die Verantwortung für zwei Menschen, die Unsicherheit durch geringe Routine und hohe mentale Anforderungen. [3, 9] Daher sollten Ausbildungs- und Fortbildungskonzepte auch Methoden zur Kommunikation, Resilienzförderung, Strategien zum Stressmanagement sowie Maßnahmen zur Reflexion von Einsatzerfahrungen beinhalten. Die multiprofessionelle Zusammenarbeit mit Notärzten und Notärztinnen kann darüber hinaus als Sicherheitsfaktor wirken und sollte ebenfalls Gegenstand weiterer Überlegungen sein.

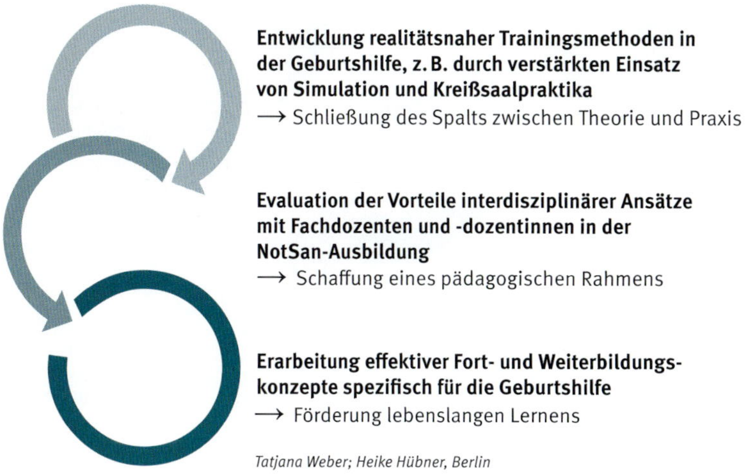

Tatjana Weber; Heike Hübner, Berlin

Abb. 8 Zentrale Handlungsfelder zur Optimierung der geburtshilflichen Ausbildung

Zusammenfassend verdeutlicht die Studie, dass geburtshilfliche Notfälle von Notfallsanitätern und Notfallsanitäterinnen als besonders herausfordernd erlebt werden, zugleich aber einen bedeutsamen und erfüllenden Teil des Einsatzspektrums darstellen. Die Ergebnisse liefern eine fundierte Basis, um bestehende Ausbildungskonzepte zu hinterfragen und praxisnäher weiterzuentwickeln. Zukünftig sollte sich der Fokus vor allem auf die Verzahnung von Theorie und Praxis, die Förderung interdisziplinärer Kooperation sowie die Entwicklung nachhaltiger Fortbildungskonzepte konzentrieren. Dies mit dem Ziel, die Handlungssicherheit, die psychologische Belastbarkeit und letztlich die Versorgungsqualität für Gebärende und Neugeborene kontinuierlich und nachhaltig zu verbessern (➤ Abb. 8).

Handlungsempfehlungen

Praxisorientierung stärken

Theorie allein reicht nicht aus – Simulationsszenarien, Fallbeispiele und strukturierte Algorithmen sollten regelmäßig in den Unterricht integriert werden. Interaktive Methoden wie Skill-Trainings oder Rollenspiele helfen dabei, Handlungsroutinen aufzubauen. Besonders wichtig ist das wiederholte

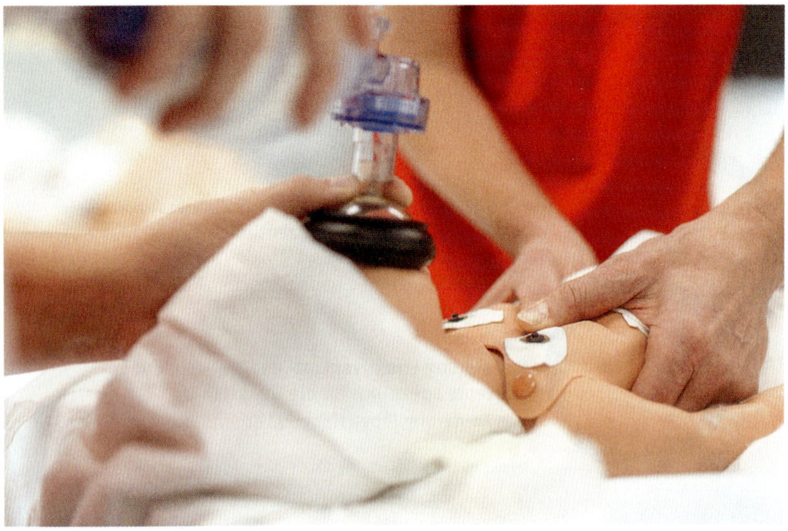
istockphoto.com/Chalabala

Abb. 9 Die Reanimation eines Neugeborenen ist eine seltene, aber kritische Situation

Üben seltener, aber kritischer Situationen, wie z. B. Schulterdystokie, Uterusatonie oder Neugeborenenreanimation (➤ Abb. 9). Gleichzeitig dürfen realistische Hürden und Stolpersteine wie Sprachbarrieren, schlechte Platz- und Lichtverhältnisse oder unzureichende medizinische Informationen nicht vernachlässigt werden, da sie den realen Einsatz maßgeblich beeinflussen können und im schulischen Setting meist zu wenig integriert werden.

Klinische Erfahrung ermöglichen

Idealerweise erhalten Auszubildende die Möglichkeit, mindestens eine spontane Geburt in der Klinik mitzuerleben. Der direkte Kontakt mit Hebammen, Ärzten und Ärztinnen sowie Patientinnen erhöht die Sicherheit und vermittelt eine realitätsnahe Perspektive. Notfallsanitäter und Notfallsanitäterinnen können dadurch ein besseres Situationsverständnis entwickeln und die Lage schneller einordnen sowie den Verlauf realistischer beurteilen.

Multiprofessioneller Unterricht

Hebammen verfügen über umfassendes Fachwissen im Bereich Geburtshilfe, das die Perspektive der Notfallsanitäter und Notfallsanitäterinnen ideal ergänzt. Ihr Einbeziehen in den Unterricht, sei es durch Gastvorträge, Workshops oder als feste Lehrkräfte, bietet die Möglichkeit, von praktischen Erfahrungen und patientenzentrierten Vorgehensweisen zu lernen. Die Vermittlung kommunikativer Fähigkeiten und stressresistenter Handlungsweisen kann dadurch zusätzlich gestärkt werden.

Kontinuierliche Fortbildung fördern

Geburtshilfe sollte nicht nur in der Erstausbildung, sondern auch in der Fort- und Weiterbildung regelmäßig aufgegriffen werden. In Anbetracht der Seltenheit präklinischer Geburten ist ein lebenslanges Lernen erforderlich. Auch etablierte Notfallsanitäter und Notfallsanitäterinnen sollten beispielsweise in zertifizierten Kursen regelmäßig geschult werden. Das seltene Vorkommen des Einsatzbildes rechtfertigt nicht, dass die Fachkompetenz dahingehend vernachlässigt wird.

Forschung und Evaluation ausbauen

Die geringe Datenlage zum Thema präklinische Geburt im deutschsprachigen Raum erschwert evidenzbasierte Entscheidungen. Weitere Studien mit größeren Stichproben, längsschnittliche Erhebungen und vergleichende Analysen verschiedener Ausbildungskonzepte wären notwendig, um belastbare Aussagen zu treffen. Gleichzeitig sollten bestehende Lehrpläne und Schulkonzepte regelmäßig evaluiert werden, um ihre Wirksamkeit zu prüfen und gezielt anzupassen.
Insgesamt zeigen die Ergebnisse, dass eine optimierte geburtshilfliche Ausbildung das Potenzial hat, sowohl die Handlungssicherheit der Einsatzkräfte als auch die Versorgungsqualität für Mutter und Kind deutlich zu verbessern. Ein strukturiertes, praxisorientiertes und multiprofessionelles Ausbildungskonzept stellt dabei den Schlüssel dar – nicht nur zur besseren Vorbereitung auf seltene, aber anspruchsvolle Einsätze, sondern auch zur nachhaltigen Professionalisierung des Berufsbildes der Notfallsanitäter und Notfallsanitäterinnen.

Fazit

Die Resultate belegen einen klaren Optimierungsbedarf in der geburtshilflichen Ausbildung. Der Geburtseinsatz stellt sich aufgrund zahlreicher äußerer Einflüsse häufig anders dar, als er in der Theorie gelehrt wird. Theoretische Inhalte sollten stärker mit der Praxis verknüpft und regelmäßig wiederholt werden. Das Einbeziehen erfahrener Hebammen als Dozierende sowie geburtshilflich orientierter Falltrainings in Simulationszentren könnte das Selbstvertrauen und die Handlungssicherheit künftiger Notfallsanitäter und Notfallsanitäterinnen erheblich steigern. Zur Optimierung und besseren Vorbereitung auf das Einsatzgeschehen ist zudem der Zugang zu realen klinischen Geburten wünschenswert. Das Sammeln relevanter Erfahrungen ist essenziell für einen nachhaltigen Lernerfolg. Durch eine praxisnahe, wiederkehrende und realitätsorientierte Ausbildung kann die Versorgungssicherheit für Mutter und Kind im präklinischen Raum entscheidend verbessert werden.

Quellen:

[1] https://de.statista.com/statistik/daten/studie/235/umfrage/anzahl-der-geburten-seit-1993/ (letzter Zugriff: 05.07.25).
[2] Schäfers R. Qualitätsbericht 2023 – Außerklinische Geburtshilfe in Deutschland. Auerbach/V.: Verlag Wissenschaftliche Scripten, 2024.
[3] Gebhard J, Graf J, Abele H, Pauluschke-Fröhlich J. Einbindung und Umgang von Notfallsanitätern bei ungeplanten außerklinischen Geburten: Ein Online-Survey. In: Das Gesundheitswesen, 2024; 86(01): 18–27.
[4] Abou-Dakn M, Feige A, Franitza M, Kühnert M, Seelbach-Göbel B, Schlembach D. Positionspapier – Position der DGGG zur außerklinischen Geburtshilfe. In: Frauenarzt, 2018; 59(7): 575–576.
[5] Javaudin F, Hamel V, Legrand A, Goddet S, Templier F, Potiron C, Pes P, Bagou G, Montassier E. Unplanned out-of-hospital birth and risk factors of adverse perinatal outcome: Findings from a prospective cohort. In: Scandinavian Journal of Trauma, Resuscitation and Emergency Medicine, 2019; 27(1), 26.
[6] Gesetz über den Beruf der Notfallsanitäterin und des Notfallsanitäters (Notfallsanitätergesetz – NotSanG). https://www.gesetze-im-internet.de/notsang/BJNR134810013.html (letzter Zugriff: 05.07.2025).
[7] Ausbildungs- und Prüfungsverordnung für Notfallsanitäterinnen und Notfallsanitäter. https://www.gesetze-im-internet.de/notsan-aprv/ (letzter Zugriff: 05.07.2025).
[8] SQR-BW: Qualitätsbericht 2023. https://www.sqrbw.de/fileadmin/SQRBW/Downloads/Qualitaetsberichte/SQRBW_Qualitaetsbericht_2023_web_Lesezeichen.pdf (letzter Zugriff: 05.07.2025).
[9] Fella E, Holländer J, Ruf K, Schwab M. Geburt im Rettungsdienst. Edewecht: Stumpf + Kossendey, 2024.
[10] DBRD. Musteralgorithmen 2025. https://www.dbrd.de/images/algorithmen/DBRDAlgo25_V10_1_WEB1_1.pdf (letzter Zugriff: 05.07.2025).
[11] Valter M, Mokwa N. Geburt im Rettungsdienst. In: Notfall + Rettungsmedizin, 2018; 21(2): 100–104.
[12] McLelland GE, Morgans AE, McKenna LG. Involvement of emergency medical services at unplanned births before arrival to hospital: A structured review. In: Emergency Medicine Journal, 2014; 31(4): 345–350.
[13] Flanagan B, Lord B, Barnes M. Is unplanned out-of-hospital birth managed by paramedics 'infrequent', 'normal' and 'uncomplicated'? In: BMC Pregnancy and Childbirth, 2017; 17(1): 436.
[14] Hensel M, Mallon A, Paschen HR, Tank S, Wenderoth S, Kerner T. Rettungsdienstlich betreute außerklinische Geburten – seltenes Ereignis und Herausforderung zugleich: Eine retrospektive Analyse über 5 Jahre in Hamburg. In: NOTARZT, 2022; 38(05): 252–258.
[15] Rall M, Hey F, Langewand S. Die Rolle von Simulationstrainings für Notfallsanitäter – jetzt und in Zukunft. In: retten!, 2018; 7(05): 380–385.
[16] Behrend R. Interprofessionalität in der beruflichen Bildung, Hochschulbildung und Fort- und Weiterbildung – Bedeutung und Stand der Umsetzung. In: Walkenhorst U, Fischer M (Hrsg.) Interprofessionelle Bildung für die Gesundheitsversorgung. Berlin Heidelberg: Springer, 2024. S. 1–11.
[17] Breckwoldt J, Gruber H. Lebenslanges Lernen in der Notfallmedizin – „Continuous professional development" In: Notfall + Rettungsmedizin, 2022; 25(5): 299–304.

Die Autorinnen

Tatjana Weber, B. A. Medizinpädagogik, Notfallsanitäterin, Praxisanleiterin, Organisatorische Leiterin Rettungsdienst, Dozentin für Rettungsfachpersonal, derzeit tätig bei der Malteser Hilfsdienst gGmbH im Bezirk Nordbaden

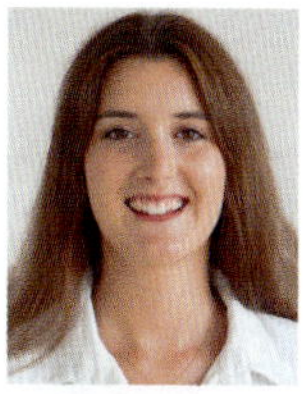

Prof. Dr. Eva Kircher, Studiengangsleiterin Medizinpädagogik B. A. und Medizin- und Gesundheitspädagogik M. A., Professorin für Medizinpädagogik bei der SRH-University am Campus Stuttgart, Fachkrankenschwester für Anästhesie und Intensivpflege, Praxisanleiterin, Rettungsassistentin, B. A. Medizinpädagogik, M. A. Medizinpädagogik
Kontakt: eva.kircher@srh.de

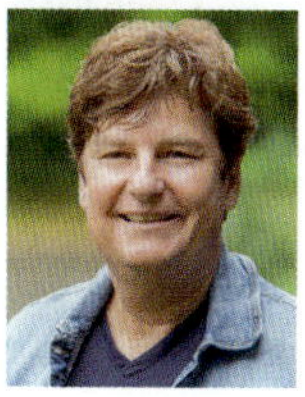

Interessenskonflikt: Die Autorinnen geben an, dass kein Interessenskonflikt besteht.

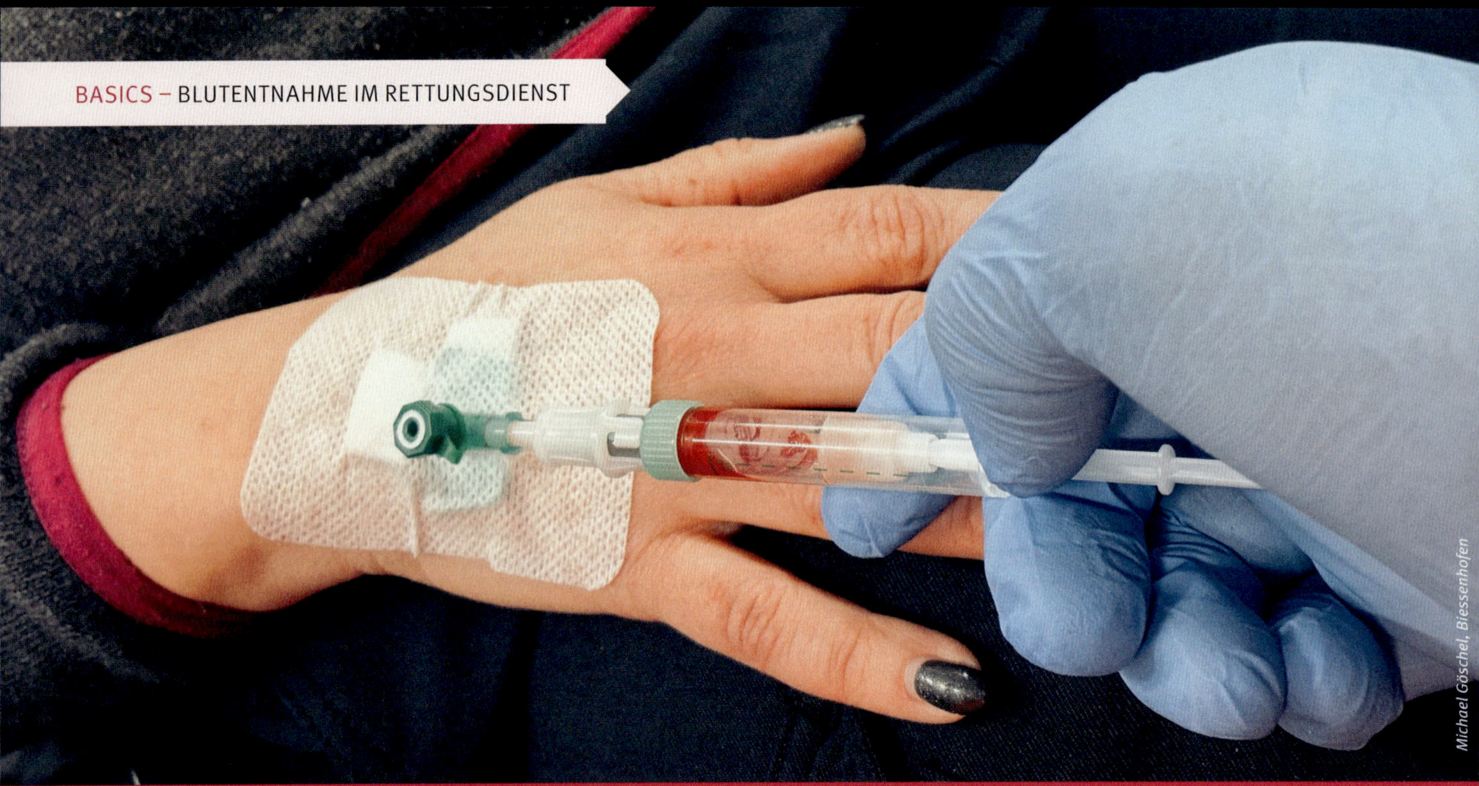

Michael Göschel, Biessenhofen

Blutentnahme im Rettungsdienst: Indikationen und Grundlagen

Schlüsselwörter:
Blutproben
Präklinik
Präanalytik
Labordiagnostik

Zusammenfassung: *Blutentnahme im Rettungsdienst ist ein kontrovers diskutiertes und praktiziertes Thema. Unter bestimmten Bedingungen kann sie jedoch sinnvoll und hilfreich für Diagnosefindung sowie Verlaufskontrolle sein. Grundlage für zuverlässige Laborergebnisse ist eine gute Präanalytik, die im Wesentlichen in der Verantwortung des Rettungsdienstpersonals liegt. Ein zweiter Artikel zum Thema „Praktische Durchführung und Laborparameter" wird in einem der nächsten Hefte erscheinen.*

Einleitung

Die Blutentnahme im Rettungsdienst ist ein kontrovers diskutiertes und praktiziertes Thema. Die Spannweite der präklinischen Praxis umfasst die Untersagung von Blutentnahmen durch Notfallsanitäter:innen bis zur standardmäßigen Blutentnahme bei allen Patient:innen mit intravenösem Zugang. In manchen Notaufnahmen besteht sogar die pauschale Erwartungshaltung, dass Blutproben durch den Rettungsdienst entnommen werden.

Diese Beitragsreihe reflektiert, wann eine präklinische Blutentnahme notwendig, sinnvoll oder sogar obsolet ist. Damit verbunden ist die Frage, welchen Einfluss eine nicht korrekt durchgeführte Abnahme oder Lagerung beziehungsweise die präklinische Therapie bis zur Klinikaufnahme auf relevante Laborparameter haben kann.

Ziel dieses Artikels und auch des noch folgenden zweiten Teils ist, Fakten zur präklinischen Blutentnahme und deren Relevanz für die weiterführende Versorgung darzustellen und eminenz- oder gewohnheitsbasierte Handlungen evidenzbasiert zu beleuchten. In diesem Teil stellen die Autorin und die Autoren medizinische und rechtliche Grundlagen zur Blutentnahme dar, in Teil 2 werden aufbauend relevante Aspekte der praktischen Durchführung beleuchtet.

Arten der Blutentnahme

Abhängig vom Zustandsbild der Patient:innen, möglichen Verdachtsdiagnosen oder auch geplanten Therapieverfahren sind verschiedene Formen der Blutentnahme möglich:

- Kapillär, z. B. für Blutzucker- oder Laktat-Schnelltest
- Peripher- oder zentralvenös, z. B. für Labordiagnostik
- Arteriell, z. B. für Blutgasanalysen

Kapilläre und venöse Entnahme von Blutproben für die weitere Labordiagnostik stellen Standardverfahren im Rettungsdienst dar. Arterielle Blutentnahmen sind an das Vorhandensein eines arteriellen Zugangswegs gebunden und beispielsweise im Intensivtransport üblich.

Spezielle Formen der Blutentnahme wie Aderlass, Blutspende oder Etagenblutentnahme finden im Rettungsdienst keine Anwendung. Besondere Anforderungen werden auch an Blutentnahmen für Blutkulturen gestellt, die aus logistischen Gründen präklinisch unüblich sind. Fokus dieses Beitrags soll die venöse Laborblutentnahme sein.

> **Merke:** Blutentnahme ist nicht gleich Blutentnahme.

Allgemeine Indikationen der Blutentnahme

Etwa 70 % aller Diagnosestellungen erfolgen auf Basis oder mit Unterstützung von Laborbefunden [1]. Im Allgemeinen ist die Blutentnahme indiziert bei:

- Verdacht auf Sepsis zur Verifizierung von Screening-Systemen [2]
- Notwendigkeit der schnellen Beurteilung der respiratorischen Situation
- Uneindeutigen Symptomen zur Differenzialdiagnostik, beispielsweise bei ACS ohne OMI-Zeichen oder unklarem Thoraxschmerz [3]
- Blutverlust zur Abschätzung des Transfusionsbedarfs und zur Beurteilung des Gerinnungsstatus [4]
- Verdacht auf akute Stoffwechselstörungen, z. B. diabetische Ketoazidose
- Verdacht auf Elektrolytverschiebungen
- Verdacht auf Intoxikationen, bei denen toxikologische Schnelltests durchgeführt werden können
- Unerklärbarem Kreislaufstillstand [5]

Die Entscheidung ist immer individuell zu treffen und kann selten pauschalisiert werden. Über die präklinische Indikation der Blutentnahme gibt es kontroverse Positionen, wie sie am Beispiel der bayerischen ÄLRD-Empfehlung zu den Serummarkern beim ACS dargestellt werden kann [6].

Mit der Laboranforderung sollte eine konkrete Fragestellung verbunden sein. Diese bedingt die zu erhebenden Laborparameter und damit auch Art und Menge der notwendigen Abnahmeröhrchen. Üblich ist die Bildung von Parametergruppen, welche bei entsprechendem Laborauftrag automatisch analysiert werden (z. B. Blutbild).

> **Merke:** Fragestellung und Verdachtsdiagnosen bilden die Grundlage der Parameterauswahl und damit der Auswahl der Probenbehälter.

Das gemeinsame Positionspapier der Deutschen Gesellschaft für Klinische Chemie und Laboratoriumsmedizin sowie der Deutschen Interdisziplinären Vereinigung für Intensiv- und Notfallmedizin teilt Laborbefunde in drei zeitliche Dringlichkeitsstufen bis zur Bereitstellung der Ergebnisse ein [7]:

- Binnen 15 Minuten, z. B. BGA, Kalium oder Glukose
- Binnen 60 Minuten, z. B. weitere Elektrolyte, Herzenzyme, toxikologische Screenings
- Binnen 4 Stunden, z. B. Gerinnungsparameter, Hormone, Infektionsdiagnostik

Die Empfehlungen des Positionspapiers können auch für die Präklinik als grundlegende Richtung angesehen werden. Grundsätzlich gilt: Patientenzustand und mögliche Verdachtsdiagnosen bestimmen die zeitliche Dringlichkeit der Laborparameter.

Nutzen und Risiken

Wie bei allen Interventionen sollten Nutzen und Risiken individuell abgewogen werden. Im Folgenden wird die Blutentnahme selbst fokussiert und die Abwägung der Notwendigkeit einer Gefäßpunktion außer Acht lassen.

Auf der Nutzenseite ergeben sich vor allem logistische Aspekte. Häufig wird ein Zeitgewinn bis zum Erhalt der Laborergebnisse angeführt, da die Blutentnahme innerklinisch nicht mehr erfolgen muss und die Probenbehälter direkt der Diagnostik zugeführt werden können [8]. Ebenso kann eine Zweitpunktion für die Blutentnahme innerklinisch vermieden werden. Dem ist entgegenzusetzen, dass auch aus einem bereits liegenden (intravenösen) Zugangsweg zu einem späteren Zeitpunkt Blutproben abgenommen werden können. Häufig wird dazu beispielsweise ein zusätzlicher Serum-Probenbehälter initial abgenommen und anschließend verworfen. Ein medizinischer Vorteil kann sich ergeben, wenn Parameter über den Verlauf hinweg verglichen werden können, etwa Troponinwerte oder Herzenzyme bei thorakalem Druckgefühl oder kardialen Ischämiezeichen, die bei Eintreffen in der Klinik nicht mehr existent sind.

Im Rettungsdienst selbst sind drei wesentliche Risiken mit der (venösen) Blutentnahme verbunden:

- Kontamination mit Blut
- Dislokation des Zugangswegs
- Zeitverlust bei schwieriger/prolongierter Blutentnahme

Fehler bei der Probenentnahme, der Auswahl oder Lagerung der Probenbehältnisse können dazu führen, dass diese für die Diagnostik unbrauchbar sind oder falsche Parameter generiert werden. Eine nicht vorhandene oder mangelhafte Kennzeichnung der Probenbehältnisse kann Ursache von Verwechslungen sein oder die Nichtverwendbarkeit der Proben nach sich ziehen.

> **Merke:** Risiken und Nutzen der Blutentnahme müssen individuell für alle Patient:innen abgewogen werden.

Labordiagnostischer Prozess

Die Blutentnahme selbst ist nur ein Teil der Prozesskette der laboranalytischen Diagnostik (> Abb. 1). Auch für im Rettungsdienst tätige Personen ist ein Grundverständnis der Phasen von Bedeutung, da Handlungen in der Präanalytik Auswirkungen auf anschließende Phasen haben können.

Präanalytik umfasst die Phase nach Indikationsstellung bis zum Beginn der eigentlichen Messung. Hierzu gehören Gewinnung, Transport und Lagerung, Beurteilung und Vorbereitung der Proben [11]. Diese Phase wird in Teil 2 des Beitrags detailliert beleuchtet. Wesentliche Aufgaben der Präanalytik werden bei einer Blutentnahme im Rettungsdienst durch das rettungsdienstliche Personal ausgeführt.

Die Analytik selbst geschieht im Labor in entsprechenden Analyse- oder Messgeräten, gegebenenfalls unter Nutzung weiterer Reagenzien. Laborbetreiber nutzen spezielle Qualitätssicherungs- und -kontrollverfahren, um Validität und Reliabilität der Laborparameter sicherzustellen. Anschließend werden die Laborergebnisse an die Auftraggebenden übermittelt [9].

Der Übergang zwischen postanalytischer Phase und differenzialdiagnostischen Überlegungen ist meist fließend. Beides liegt in der Hand der behandelnden Person.

Im Mittelpunkt der postanalytischen Phase steht die Beurteilung der Laborergebnisse auf Basis des Patientenzustands. Dies dient der klinischen Plausibilitätsprüfung und soll verhindern, dass Fehldiagnosen aufgrund falscher oder falsch interpretierter Messwerte gestellt werden [9].

Abb. 1 Phasenmodell des labordiagnostischen Prozesses

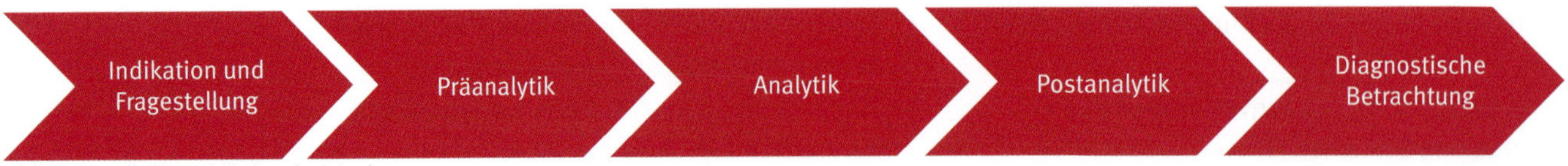

Heike Hübner, Berlin, nach Vorlage der Autor:innen

Die Messergebnisse, z. B. in Form eines Laborbefundes, werden durch die behandelnde Person anschließend in differenzialdiagnostische Überlegungen mit einbezogen. Dies sollte immer in Zusammenschau mit Patientenzustand, klinischen Befunden und Anamneseerkenntnissen erfolgen. Im Rahmen von „Point of Care Testings" (PoCT) liegen unter Umständen alle Phasen in der Verantwortung der gleichen Person. PoCT-Verfahren finden in unmittelbarer Nähe der Patient:innenversorgung statt, beispielsweise die Blutzuckermessung oder eine Blutgasanalyse mit mobilen Messsystemen außerhalb eines Labors [9].

Merke: Fehler bei der Blutentnahme können zu falschen Diagnosen führen.

Laborergebnisse

Laborbefunde haben meist einen ähnlichen Aufbau. Die Anordnung kann sich im Detail labor- und geräteherstellerabhängig unterscheiden.
Relevante Aspekte eines Ergebnis- oder Laborbefundes sind beispielsweise [11]:

- Identifikation des Labors, des Patienten und des Einsendenden
- Datum und Uhrzeit (Gewinnung, Eingang)
- Art des Probenmaterials (z. B. Abnahmeweg venös/arteriell)
- Befundgruppe, Parameter und Messergebnisse
- Referenzbereiche der einzelnen Parameter
- Hinweise auf Abweichungen, z. B. !! oder ++
- Interpretation der Ergebnisse

➤ Abb. 2 und ➤ Abb. 3 stellen exemplarisch den Aufbau und die Inhalte von BGA- beziehungsweise Laborergebnisbericht dar.

Rechtliche Überlegungen

Die Blutentnahme ist – auch über einen bereits liegenden Zugangsweg – ein körperlicher Eingriff, der in Deutschland als strafrechtlich relevante Handlung (Körperverletzung im Sinne von §§ 223, 224 StGB) eingestuft werden kann.
Bei genauerer juristischer Betrachtung sind jedoch zwei Maßnahmen in der Betrachtung zu trennen:

BGA-Meter 5000

Identifikation

PatientenID:	012345
Name, Vorname:	Musterfrau, Annemarie
Geburtsdatumdatum:	23.06.1958 (67 Jahre)
Geschlecht:	weiblich
Materialtyp:	Kapillärblut
Temperatur:	37,0°C
Analyse:	30.12.2025, 13:20 Uhr
ProbenNr.:	0123456

	Parameter	Ergebnis	Referenzbereich	Einheit	
Blutgas	pH	7,32	7,35–7,45		↓
	pCO_2	38	35–45	mmHg	
	pO_2	68	60–100	mmHg	
Säure-Basen-Status	HCO_3^-	19	22–26	mmol/l	↓
	Base Excess	−4,5	−2–+2	mmol/l	↓
Elektrolyte	Na^+	126	135–145	mmol/l	↓
	K^+	4,8	3,5–5,0	mmol/l	
	Ca^{2+}	1,14	1,12–1,32	mmol/l	
	Cl^-	99	98–107	mmol/l	
Metabolik	Glukose	134	70–115	mg/dl	↑
	Laktat	3,2	< 2,0	mmol/l	↑

Heike Hübner, Berlin, nach Vorlage der Autor:innen; Erstellung der Beispielbefunde mithilfe von perplexity.ai, inhaltliche Prüfung durch die Autor:innen

Abb. 2 Beispiel für BGA-Ergebnisbericht

- Die Gefäßpunktion als eigentliche Körperverletzung mit einem (potenziell) gefährlichen Gegenstand
- Die Entnahme von Blutproben über den liegenden Zugangsweg

Diese stellen in der Praxis eine Handlungseinheit dar, sind strafrechtlich allerdings gesondert zu betrachten.
Eine Körperverletzung liegt vor, wenn eine körperliche Misshandlung vorliegt, mithin eine üble, unangemessene Behandlung, welche ohne/gegen den Willen des Opfers geschieht und geeignet ist, das körperliche Wohlbefinden nicht nur unerheblich zu beeinträchtigen [12]. Dies gilt auch bei wohlwollenden Eingriffen [13].
Das körperliche Wohlbefinden beschreibt die Freiheit von Einwirkungen Dritter auf die Leiblichkeit [13]. Diese ist bei der Entnahme von Blut unzweifelhaft beeinträchtigt. Die Patient:innen müssen Schmerz nicht zwingend physisch empfinden, der Zustand muss nur

Laborgemeinschaft Musterstadt MZV

Laborstraße 12 • 12345 Musterstadt • Tel.: 01234/56789

LABORBEFUND

Patient:	Karl Beispielhaft
Geburtsdatum:	14.03.1956 (69 Jahre)
Entnahmedatum:	27.12.2025
Probematerial:	Venöses Blut
Anfordernde:	Klinik Musterstadt ZNA
Eingangsdatum/-zeit:	27.12.2025, 10:45 Uhr

	Parameter	Ergebnis	Referenzbereich	Einheit
Hämatologie	Leukozyten	6,5	4,0–9,8	/nl
	Erythrozyten --	**3,9 --**	4,3–5,7	Mio./µl
	Hämoglobin --	**12,6 --**	13,5–17,5	g/dl
	Hämatoktit	39,8	40–52	%
	MCV	102	80–96	fl
	MCH	32,3	27–33	pg
	MCHC	32,0	32–36	g/dl
	Thrombozyten	245	150–400	/nl
	Retikulozyten	0,9	0,5–1,5	%
	RDW ++	**15,5 ++**	11,5–14,5	%
	Natrium --	**131 --**	135–145	mmol/l
Klinische Chemie	Kalium	4,2	3,5–5,1	mmol/l
	Kreatinin ++	**1,4 ++**	4,0–9,8	mg/dl
	Harnstoff	38	17–45	mg/dl
	Glukose (nüchtern)	95	70–100	mg/dl
	Gesamtbillirubin ++	**1,6 ++**	‹ 1,2	mg/dl
	GOT (AST)	28	‹ 35	U/l
	GPT (ALT)	30	‹ 45	U/l
	GGT	36	‹ 55	U/l
	Alk. Phosphatase	78	40–130	U/l
	Gesamteiweiß --	**5,9 --**	6,4–8,3	g/dl
	Cholesterin	184	‹ 200	mg/dl
	Triglyzeride	112	‹ 150	mg/dl
Gerinnung	Quick (TPZ)	92	70–120	%
	INR	1,0	0,8–1,2	–
	aPTT	32	26–37	s
	Fibrinogen	3,2	2,0–4,0	g/dl
	D-Dimere	‹ 0,2	‹ 0,5	mg/l

Legende:

-- = unterhalb Referenzbereich ++ = oberhalb Referenzbereich

Befundkommentar

Leicht makrozytäre, hyporegenerative Anämie mit erhöhtem RDW, Hyponatriämie und mild erhöhtes Kreatinin festgestellt. Leicht erhöhtes Billirubin. Gesamteiweiß erniedrigt. Weiterer klinischer Kontext erforderlich;
Verlaufskontrolle empfohlen.

Freigabe: Dr. med. A. Musterarzt
Befunddatum: 28.12.2025, 07:15 Uhr

Abb. 3 Beispiel für Laborbefund

Heike Hübner, Berlin, nach Vorlage der Autor:innen; Erstellung der Beispielbefunde mithilfe von perplexity.ai, inhaltliche Prüfung durch die Autor:innen

negativ vom vorherigen Zustand (Status quo ante) abweichen [14]. Verlust von Körperbestandteilen wie Haaren, Nägeln oder Blut ist hier ebenfalls erfasst, auch wenn diese regenerierbar sind [12].

Für die strafrechtliche Bewertung sind nicht nur Tatbestandsmerkmale von Bedeutung, sondern auch die Erheblichkeit eines Eingriffs. Hier besteht eine Bagatellgrenze, welche individuell und niedrig anzusetzen ist [12, 15]. Ziel dabei ist der umfassende Schutz der körperlichen Unversehrtheit. Diese Erheblichkeit des Eingriffs kann bei der Blutentnahme über einen existierenden Gefäßzugang infrage gestellt werden. Bei den Patient:innen wird durch die Entnahme weder Schmerz verursacht noch das körperliche Wohlbefinden nachhaltig beeinträchtigt. Es handelt sich um eine geringe Menge Blut, die durch den Körper problemlos reproduziert werden kann.

Der Beeinträchtigung der Patient:innen steht entgegen, dass die Blutentnahme vorteilhaft ist, da sie bei entsprechender Indikationsstellung zu einer erweiterten und schnelleren Diagnostik sowie Behandlung beitragen kann. Somit ist die Bagatellgrenze bei der reinen Blutentnahme nicht erreicht; es liegt keine Körperverletzung vor.

Merke: Die Gefäßpunktion ist eine Körperverletzung, nicht die Blutentnahme selbst.

Bedeutet: Grundsätzlich ist nicht per se die Blutentnahme als Körperverletzung zu bewerten, sondern die dafür notwendige Anlage des Gefäßzugangs. Da im Rettungsdienst üblicherweise ein Rechtfertigungsgrund der Gefäßpunktion vorliegt, ist die folgende Blutentnahme nicht strafbewehrt. Rechtfertigungsgründe für den Gefäßzugang können beispielsweise eine Delegation, die Einwilligung der betreffenden Person, die Heilkundeausübung nach § 2a NotSanG oder der rechtfertigende Notstand sein.

Ein Sonderfall ist die Blutentnahme bei gerichtlicher Anordnung (z. B. Alkohol- oder Drogenkontrolle). An diese sind strenge Anforderungen gestellt und sie steht unter Arztvorbehalt (§ 81a Strafprozessordnung).

Merke: Die Blutentnahme selbst ist juristisch zu vernachlässigen, wenn eine Legitimation der Gefäßpunktion gegeben ist.

Wie bei jeder diagnostischen oder therapeutischen Maßnahme ist es ratsam, die Patient:innen über die geplante Blutentnahme und deren Nutzen, Risiken und mögliche Alternativen (Entnahme in der Klinik) aufzuklären und das entsprechende Einverständnis einzuholen.

Key Messages

- Bei entsprechender Indikation kann eine präklinische Blutentnahme vorteilhaft sein.
- Nutzen und Risiken der Blutentnahme sollten abgewogen werden.
- Faktoren der Präanalytik können Einfluss auf Messergebnisse und damit eventuell auf eine Therapieentscheidung haben.
- Blutentnahme allein ist keine Körperverletzung – nur die dafür notwendige Gefäßpunktion.
- Rettungsdienstbetreiber sollten entsprechende Standards und Arbeitshilfen (z. B. SOP) vorhalten beziehungsweise implementieren.
- Präklinisch tätiges Personal sollte zur Minimierung präanalytischer Fehlerquellen regelmäßig geschult werden.

Fazit

Die präklinische Blutentnahme ist eine keine leichtfertige und einfach durchzuführende Maßnahme. Dem rettungsdienstlichen Personal obliegt ein großer Teil der Präanalytik, welche wiederum die Analytik und damit auch Messergebnisse und Diagnosestellung beeinflussen kann.

Dennoch kann eine präklinische Blutentnahme sinnvoll sein, um diagnostische Entscheidungen zu beschleunigen oder auch Verlaufsparameter darzustellen. Jess konnte aufzeigen, dass eine rettungsdienstliche Blutentnahme verwertbare Parameter generiert und den Patent:innen Zeit oder wiederholte Blutentnahmen ersparen kann [8].

Die Entscheidung liegt im Einzelfall bei den behandelnden Personen am Einsatzort und kann nicht pauschalisiert werden.

Für adäquate Messergebnisse der Labordiagnostik sind korrekte Abnahme und sachgerechte Verwendung der Probenbehälter essenziell.

Schulungsangebote, welche auch regionale Besonderheiten berücksichtigen sollen, können zur Sicherstellung der notwendigen präanalytischen Qualität beitragen.

Quellen:

[1] Hallworth MJ. The '70% claim': what is the evidence base?. Annals of Clinical Biochemistry: International Journal of Laboratory Medicine. 2011; 48(6): 487–488.
[2] DSG (Deutsche Sepsis-Gesellschaft e. V.), DGAI (Deutsche Gesellschaft für Anästhesiologie und Intensivmedizin), and DIVI (Deutsche Interdisziplinäre Vereinigung für Intensiv- und Notfallmedizin). S3-Leitlinie: Sepsis – Prävention, Diagnose, Therapie und Nachsorge – Update 2025. Aus: https://register.awmf.org/assets/guidelines/079-001l_S3_Sepsis-Praevention-Diagnose-Therapie-Nachsorge_2025-07.pdf (letzter Zugriff: 22.02.2026).
[3] Byrne RA et al. 2023 ESC Guidelines for the management of acute coronary syndromes. Eur. Heart J. 2023; 44(38): 3.720–3.826.
[4] Deutsche Gesellschaft für Unfallchirurgie. S3 – Leitlinie Polytrauma/Schwerverletzten-Behandlung. 2016. Aus: https://www.awmf.org/leitlinien/detail/ll/187-023.html (letzter Zugriff: 22.02.2026)
[5] Nolan JP et al. European Resuscitation Council and European Society of Intensive Care Medicine Guidelines 2025 Post-Resuscitation Care. Resuscitation. 2025; 215: 110809.
[6] Bayerisches Staatsministerium des Innern. Empfehlung zur präklinischen Versorgung von Patienten mit akutem Koronarsyndrom STEMI und NSTE-ACS. Empfehlung 01/4-2019 vom

13.03.2019 des Rettungsdienstausschusses Bayern. 2019. Aus: https://www.aelrd-bayern.de/images/stories/pdf/rda/6.5_ACS.PDF (letzter Zugriff: 14.12.2025).
[7] Waydhas C et al. Positionspapier der DGKL und der DIVI zu den Anforderungen an die Laboratoriumsmedizin in der Intensiv- und Notfallmedizin. Med. Klin. Intensivmed. Notfmed. 2025; 120(1): 47–56.
[8] Jess N. Blutentnahme im Rettungsdienst-eine Interventionsstudie zur Validität der Laborergebnisse der präklinischen Blutentnahme im notfallmedizinischen Setting. 2022. Aus: https://open.fau.de/server/api/core/bitstreams/18ff44dc-ad89-4c71-9c9e-3e7ede60f198/content (letzter Zugriff: 14.12.2025).
[9] Thomas L. Labororganisation. Labor & Diagnose. 2025; 11. Aus: https://labor-und-diagnose.de/k53.html# (letzter Zugriff: 28.12.2025).
[10] Bonini P, Plebani M, Ceriotii F, Rubboli F. Errors in laboratory medicine. Clin. Chem. 2002; 5(48): 691–698.
[11] Bundesärztekammer. Richtlinie der Bundesärztekammer zur Qualitätssicherung laboratoriumsmedizinischer Untersuchungen. Deutsches Ärzteblatt Online. 2023. Aus: https://www.bundesaerztekammer.de/fileadmin/user_upload/BAEK/Themen/Qualitaetssicherung/_Bek_BAEK_RiLi_BAEK_ONLINE_FINAL_VERS_26_05_2023.pdf (letzter Zugriff: 27.02.2026)
[12] Saliger F, Kindhäuser U, Neumann U, Paeffgen HU. NOMOS Kommentar: StGB. Strafgesetzbuch. 6. A. Baden-Baden: Nomos Verlagsgesellschaft, 2023. § 223, Rn. 8.
[13] Eschlbach. § 223, Rn. 21. In: Beckscher Online-Kommentar: StGB, 67. A. B. von Heintschel-Heinegg and H. Kudlich (Hrsg.). München: Verlag C. H. Beck GmbH & Co. KG, 2025. Aus: https://beck-online.beck.de/?vpath=bibdata%2Fkomm%2FBeckOKStGB_67%2FSTGB%2Fcont%2FBECKOKSTGB%2eSTGB%2eP223%2ehtm
[14] Bundesgerichtshof (BGH), Urteil vom 20.07.1995 – 1 StR 126/95, NJW 1995, 2643, 2643. 1995.
[15] Hardtung B. §§ 221–230. In: Münchener Kommentar zum Strafgesetzbuch: StGB, Band 4: §§ 185–262, 5. A., Band 4, V. Erb and J. Schäfer (Hrsg.). München: Verlag C. H. Beck GmbH & Co KG, 2025. S. 1290–1596. § 223, Rn. 32, 33, 34, 44.

Autoren und Autorin

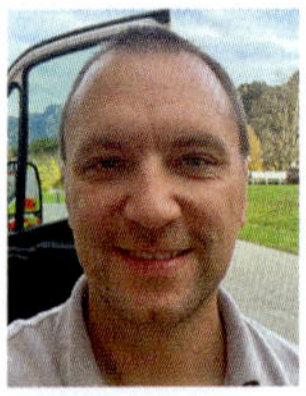

Michael Göschel ist Notfallsanitäter, Betriebswirt und Bildungswissenschaftler und arbeitet als Leitung der Aus- und Fortbildung im JUH-Regionalverband Bayerisch-Schwaben.

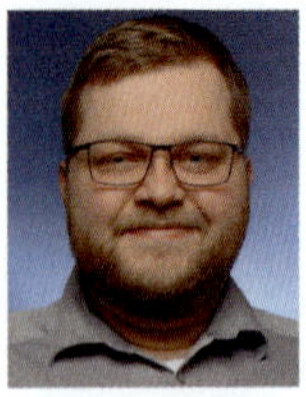

Benjamin Ledabyll ist Rettungssanitäter, Medizinpädagoge und medizinischer Technologe für Laboratoriumsanalytik und arbeitet in der Labor Augsburg MVZ GmbH als leitender Praxisanleiter/Ausbildungsleitung sowie nebenberuflich im Rettungsdienst des Bayerischen Roten Kreuzes im Landkreis Aichach-Friedberg.

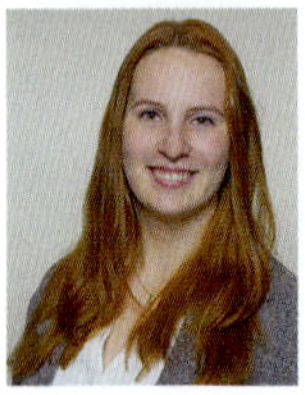

Sophia-Marie Klingler ist Diplom-Juristin (Univ.) und Rechtsreferendarin im OLG Bezirk München sowie ehrenamtlich als Rettungsdiensthelferin im Bevölkerungsschutz der JUH Bayerisch-Schwaben aktiv.

Interessenskonflikt: Autoren und Autorin geben an, dass kein Interessenskonflikt vorliegt.

ELSEVIER

Emergency

One Minute Wonder

KINDLICHES TRAUMA

SCHWERES SHT

- Normotension & Normokapnie
- Inline-Position
- 30-Grad-Oberkörperhochlagerung

VERBRENNUNG

- Volumen:
  - 10 ml/kg als Bolus (bei Instabilität)
  - 10 ml/kg pro Stunde
- Steriles, trockenes Abdecken
- Keine Kühlung

POLYTRAUMA

- Bei V.a. Beckentrauma: mechanische Stabilisierung z.B. Beckenschlinge
- Bei Hochrasanztrauma soll von einer WS-Verletzung ausgegangen werden

	Neugeborene/Säuglinge	Kleinkinder	Schulkinder
Dekompressionsnadel	18 G (grün)	16 G (grau)	14 G (orange)
Einführtiefe	1,5 cm	1,8 cm	2,2 cm
Thoraxdrainage	12 Ch	14 Ch	16 Ch

KINDESWOHLGEFÄHRDUNG

- Auf das Bauchgefühl hören
- Unpassende wechselnde Anamnese
- Verletzungen passen nicht zum Bewegungsradius des Kindes
- Geformte Hämatome
- Petechien (auch hinter den Ohren, Augen, Schleimhäuten)
- Hämatome bei Säuglingen < 4 Monate
- Kinderschutzhotline für med. Fachpersonal: **0800 19 21000** (24/7) oder via App

TRAUMA-CPR

- Externe Blutungskontrolle
- Adäquate Oxygenierung
- Bilaterale Thorakostomie
- Volumenersatz (20 ml/kg Bolus)
- Beckenschlinge bei stumpfem Bauchtrauma

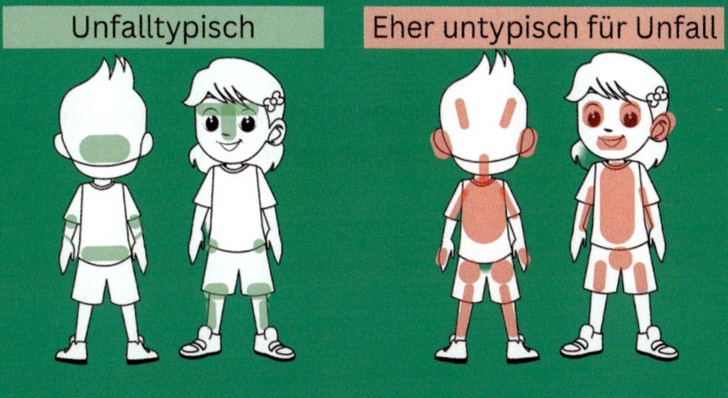

KRITISCHE BLUTUNG

- Normotension – **keine** permissive Hypotension
- Normoxie
- Wärmeerhalt → Koagulopathie!
- Tranexamsäure 15 mg/kg als KI
- ggf. Calciumgluconat 10 % 0,3 ml/kg

Niedrigster tolerabler syst. RR:
70 mmHg + 2 × Alter

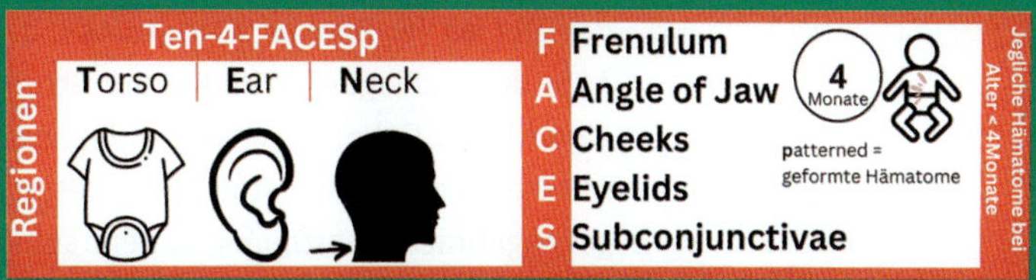

Modifiziert nach NERDfallmedizin

FOAM

ELSEVIER

Quellen: Landsleitner B, Jung P, Lehner M: Das kindliche Polytrauma – neue Leitlinie. Anästh Intensivmed 2022;63:307–319. DOI: 10.19224/ai2022.307. S2k-Leitlinie „Polytraumaversorgung im Kindesalter" AWMF-Reg.-Nr. 006–120. S2k-Leitlinie „Das Schädel-Hirn-Trauma im Kindes- und Jugendalter" AWMF-Reg.-Nr. 24–018. S2k-Leitlinie „Behandlung thermischer Verletzungen im Kindesalter (Verbrennung, Verbrühung)" AWMF-Reg.-Nr. 006–128. Hammerschlag, C., Feltus, T., Heiligers ,S. (2024) Kritische äußere Blutungen, in: retten! 13, 04, S. 231–241. Hammerschlag, C., Feltus, T., Heiligers, S. (2024) Kritische innere Blutungen, in: retten! 13, 04, S. 222–230. https://www.notfallguru.de/leitsymptome/trauma/misshandlung

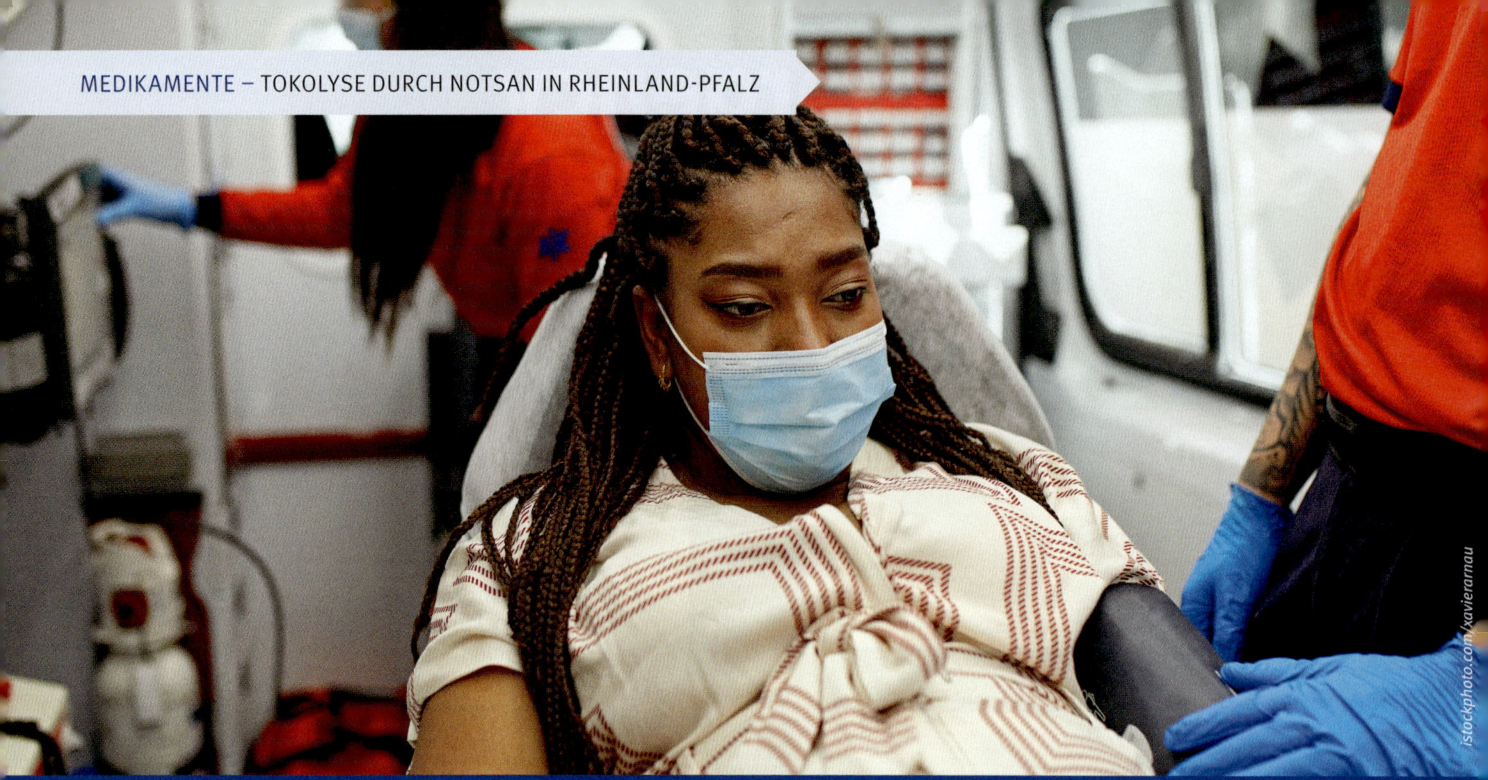

Tokolyse durch NotSan in Rheinland-Pfalz

Schlüsselwörter:
Notfallsanitäter:innen
Gynäkologie
Geburt
Fötus
Tokolyse
Nabelschnurvorfall
Partusisten®

Zusammenfassung: *In Rheinland-Pfalz wurden vor zwei Jahren neue Algorithmen veröffentlicht. Diese sind erstmals als zusammengefasstes Buch herausgegeben worden, das sogenannte Booklet. Neben gängigen Notfallbildern und Algorithmen enthält dieses auch eine Besonderheit: den Algorithmus Geburt mit der Freigabe einer Tokolyse für Notfallsanitäter:innen. Der folgende Artikel beschäftigt sich mit der Tokolyse sowie den Umständen, unter denen diese für Notfallsanitäter:innen in Rheinland-Pfalz freigegeben ist.*

Die Behandlungs- und Ausbildungsalgorithmen RLP

Ende September 2023 erschienen die Ausbildungs- und Behandlungsalgorithmen, kurz „Booklet-Algorithmen", als Leitfaden für Notfallsanitäter:innen in Rheinland-Pfalz. Diese Algorithmen lösten die bisher geltenden landesweiten und teilweise auch lokalen SOPs ab. Für die meisten gängigen Notfallbilder gibt es im Booklet Algorithmen, z. B. für das ACS, den Schlaganfall und akute Schmerzen. Der Algorithmus Geburt sticht besonders heraus, einerseits durch das den Notfallsanitäter:innen entgegengebrachte Vertrauen, andererseits durch seine Seltenheit im deutschen Rettungsdienst.

Der Algorithmus gibt eine klare Handlungsempfehlung für die meisten Eventualitäten, angefangen bei der initialen Transportentscheidung bis hin zum Ablauf der Geburt. Auf zwei Seiten dargestellt, deckt er viele mögliche Szenarien ab und beinhaltet ein Novum im deutschen Rettungsdienst: einen landesweit gültigen Algorithmus für die präklinische Tokolyse durch Notfallsanitäter:innen.

Tokolyse – was ist das?

Tokolyse ist die medikamentöse Unterbindung der Wehentätigkeit. Hierzu gibt es verschiedene Möglichkeiten: Die S2k-Leitlinie „Prävention und Therapie der Frühgeburt" z. B. empfiehlt zur Tokolyse keine Beta-2-Sympathomimetika, sondern Oxytocin-Rezeptor-Antagonisten (z. B. Atosiban), Kalzium-Kanal-Blocker (z. B. Nifedipin) oder COX-Inhibitoren (z. B. Indometacin) [1]. Dies basiert auf dem recht großen Nebenwirkungsprofil von Beta-2-Sympathomimetika, wie z. B. Tachykardie und Hypertonie. Bei dieser Empfehlung geht es primär um die Tokolyse außerhalb des Notfall-Settings. Zu beachten ist, dass in Deutschland nur Atosiban und Fenoterol zur Tokolyse zugelassen sind [2]. Die restlichen Präparate finden nur Anwendung als Off-Label-Use. Ebenfalls zu beachten ist, dass die Tokolyse mit Fenoterol eine deutlich höhere Wahrscheinlichkeit für Nebenwirkungen zeigt als die Tokolyse mit Atosiban [3]. Atosiban ist allerdings das deutlich teurere Medikament.

Das im Algorithmus empfohlene Medikament ist Fenoterol. Bekannter ist das Arzneimittel in einem anderen Kontext, nämlich als das Präparat Berotec® im Zusammenhang mit Asthma und COPD. Der Wirkmechanismus ist nahezu identisch. Durch die agonistische Wirkung auf Beta-2-Rezeptoren entspannt sich die glatte Muskulatur. Dies wirkt in der Lunge bronchodilatierend, im Uterus wehenhemmend. Tatsächlich kann man mit Berotec® in höheren Dosen, als für die bronchodilatative Wirkung nötig, ebenfalls eine Wehenhemmung erreichen, der Wirkstoff ist nämlich identisch. Eine Zulassung des Präparates für diesen Zweck gibt es allerdings nicht. Es handelt sich also um einen Off-Label-Use mit erwartbar unverhältnismäßigen Nebenwirkungen. Für die Tokolyse wird Fenoterol als Partusisten® intrapartal vermarktet (➤ Abb. 1). Dieses Präparat ist intravenös applizierbar.

Notfalltokolyse in der Präklinik

Die Algorithmen RLP stellen die Indikation für eine Notfalltokolyse bei gewissen Geburtskomplikationen [4]. Im Algorithmus „Einsetzende Geburt“ geht es um die Transportentscheidung bei einer Schwangeren mit Wehentätigkeit (➤ Abb. 2). Dauern die Pausen zwischen den einzelnen Wehen unter zwei Minuten und liegt eine Placenta praevia, eine Beckenendlage oder eine Querlage vor, so kann laut Algorithmus eine Tokolyse durch den Notarzt oder die Notärztin erwogen werden. Trotzdem steht hier der zügige und notfallmäßige Transport der Patientin in einen Kreißsaal im Vordergrund, da eine außerklinische Geburt bei dieser Kindslage nicht möglich ist. Daher wird im Algorithmus auch explizit erwähnt, dass man nicht auf den Notarzt/die Notärztin warten und ggf. ein Rendezvous anstreben soll. Im Algorithmus nicht explizit erwähnt ist die Möglichkeit, sich die Tokolyse durch einen Telenotarzt/eine Telenotärztin freigeben zu lassen. Denkbar wäre diese Option allerdings.

Die Indikation zur eigenständigen Tokolyse durch Notfallsanitäter:innen ist etwas enger gefasst. Diese kommt zum Tragen, wenn aufgrund des geringen Wehenabstands (‹ zwei Minuten) gemäß Algorithmus die Entscheidung für eine Geburt vor Ort getroffen wurde (➤ Abb. 3). Kommt es im

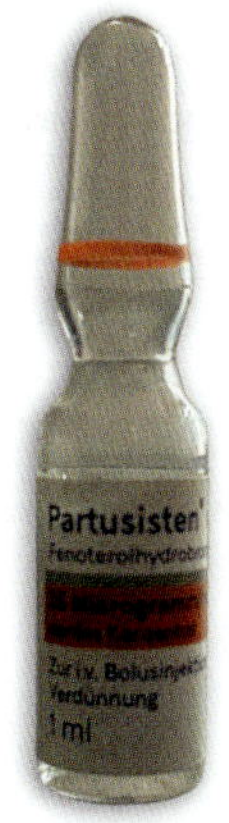

Nico Reif, Bengel

Abb. 1 Partusisten® intrapartal (25µg/1ml)

Abb. 2 Algorithmus Einsetzende Geburt (Transportentscheidung) [4]

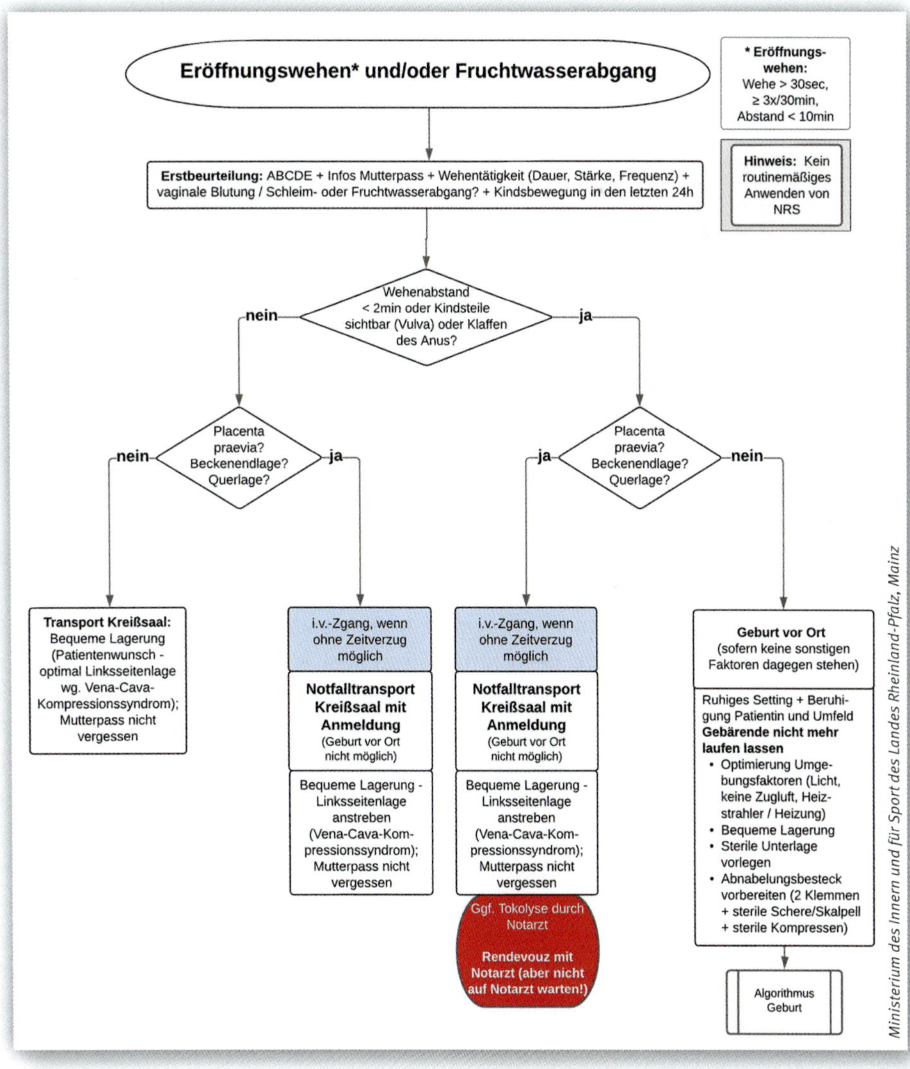

Ministerium des Innern und für Sport des Landes Rheinland-Pfalz, Mainz

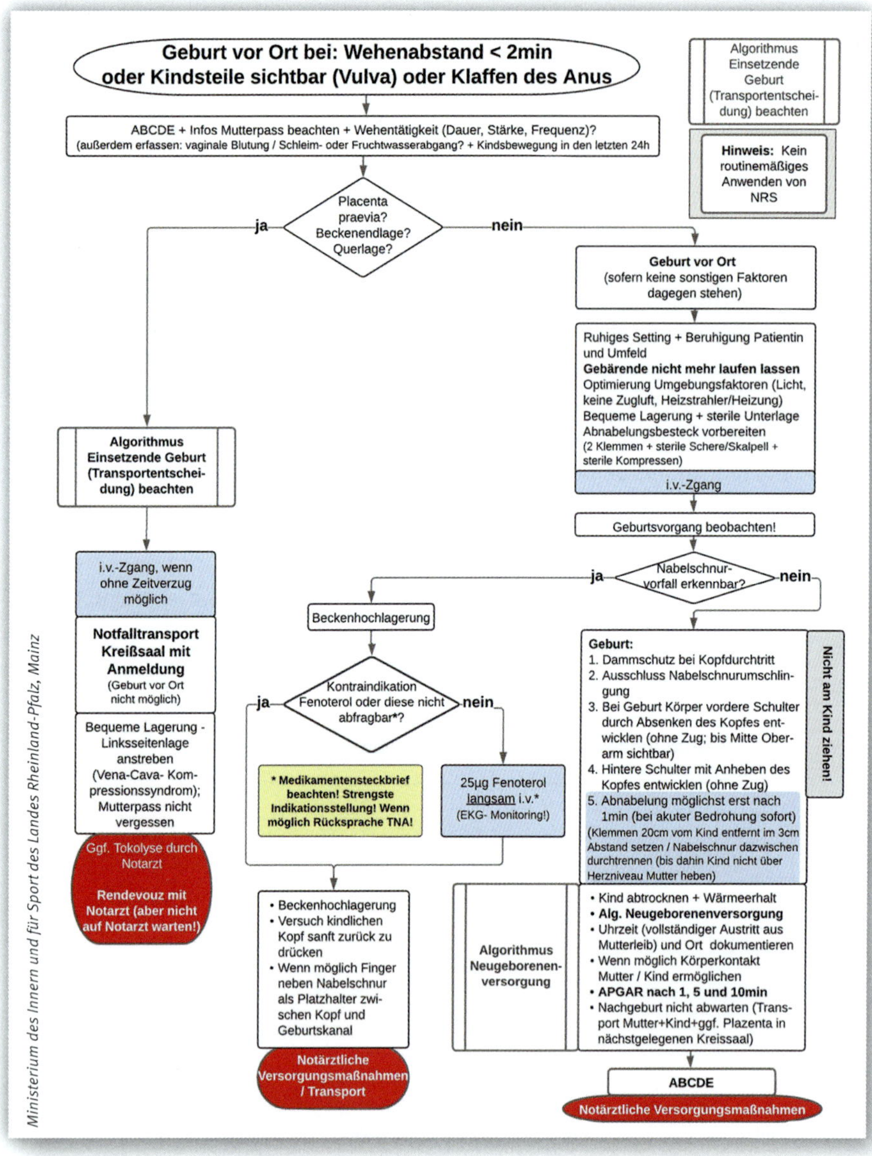

Abb. 3 Algorithmus Geburt [4]

Laufe der Geburt dann zu einem erkennbaren Nabelschnurvorfall, also dem „Fallen“ der Nabelschnur vor kindliche Körperteile, so ist durch den Notfallsanitäter/die Notfallsanitäterin nach Abfrage der Kontraindikationen eine Tokolyse mit 25 µg Fenoterol i. v. durchzuführen. Die Kontraindikationen sind „klassisch“ für sympathomimetische Substanzen:

- Hyperthyreose
- Bekannte tachykarde Rhythmusstörungen
- Vorliegen einer Herzerkrankung generell
- Phäochromozytom

Besonders zu beachten ist die strenge Indikationsstellung im Algorithmus. Im zugehörigen Medikamentensteckbrief wird explizit darauf hingewiesen, dass bei einer nicht eindeutig ausgeschlossenen Kontraindikation vom Vorliegen dieser auszugehen ist (➤ Abb. 4).

Der Nabelschnurvorfall

Bei einem Nabelschnurvorfall sollte schnellstmöglich eine Tokolyse durchgeführt werden. Aber worum genau handelt es sich dabei überhaupt? Der Nabelschnurvorfall tritt bei 0,3 % aller Geburten auf und beschreibt das Vorfallen, also das „Herunterfallen“, der Nabelschnur vor kindliche Körperteile im Rahmen der Geburt [5]. Die Nabelschnur rutscht im Geburtskanal vor das Kind und es besteht die Gefahr, dass diese durch den kindlichen Körper abgedrückt wird (➤ Abb. 5). Eine mögliche Folge dieses „Abdrückens“ ist eine Hypoxie des Kindes mit irreversiblen Folgeschäden bis hin zum Tod. Erkennt man einen Nabelschnurvorfall, so sollte das Becken der Mutter hochgelagert werden. Dadurch unterstützt die Schwerkraft bei der Entlastung der Nabelschnur. Außerdem sollte die Nabelschnur nach Möglichkeit mit einer Hand entlastet werden: Das Kind wird samt Nabelschnur in Richtung Uterus gedrückt. Letztendlich muss hier eine Notfalltokolyse durchgeführt werden, um das Überleben des Kindes bis in die Klinik zu sichern. Dort wird dann höchstwahrscheinlich eine Sectio caesara (Kaiserschnitt) durchgeführt.

Die Notfalltokolyse

Das genaue Vorgehen bei der Durchführung einer Tokolyse scheint umstritten zu sein. Das „Booklet“ RLP empfiehlt die notfallmäßige Gabe von 25 µg Fenoterol i. v. Die Fachempfehlung zu Partusisten® intrapartal empfiehlt eine Gabe von 0,5–3,0 µg/min in einer Infusionslösung [6]. Eine deutschlandweite Umfrage aus dem Jahre 2022 zeigte allerdings, dass die Gabe von Fenoterol als Bolus eine signifikant geringere Rate an maternalen Nebenwirkungen aufzeigt als die kontinuierliche Gabe [3]. Die Wahrheit scheint also irgendwo in der Mitte zu liegen.

Umsetzung in Rheinland-Pfalz

Mit Erscheinen der neuen Algorithmen in Rheinland-Pfalz kam auch eine neue Bestückungsliste für RTW und NEF zum Einsatz. Diese beinhaltet eine Ampulle Fenoterol pro Ampullarium. Das bedeutet also zwei Ampullen auf dem RTW (Rucksack + Fahrzeug) und eine Ampulle auf dem NEF. Der Algorithmus gesteht Notfallsanitäter:innen wie oben beschrieben die Gabe von Partusisten® intrapartal bei klar erkennbarem Nabelschnurvorfall und sicher ausgeschlossenen Kontraindikationen zu.

Fenoterol (Partusisten® intrapartal)	
Indikation im RD RLP	**Bei der Geburt festgestellter Nabelschnurvorfall**
Relevante Kontraindikationen	Hyperthyreose Phäochromozytom Bekannte tachykarde Herzrhythmusstörungen Bekannte Herzerkrankung (KHK, Vitien)
Relevante Nebenwirkungen	Tachykardie; kardiale Dekompensation; Angst; Unruhe; Zittern
Typische Vorhaltung im RD RLP	1 Amp. = 0,025 mg / 1 ml
Wichtige Besonderheiten	**Strengste Indikationsstellung** **Können Kontraindikationen nicht evaluiert werden (keine Verständigung möglich), dann soll von einem Vorliegen derselben ausgegangen werden!**

Abb. 4 Medikamentensteckbrief Fenoterol (Partusisten® intrapartal) [4]

Fazit

Meiner Meinung nach ist die Strategie, Notfallsanitäter:innen die eigenständige Gabe von Partusisten® als Regelkompetenzmaßnahme unter definierten Voraussetzungen zu ermöglichen, ein Schritt in die richtige Richtung. Natürlich bleibt eine notärztliche Weiterversorgung in einem solchen Fall obligat. Doch gerade in einem Flächenland wie Rheinland-Pfalz ergibt es durchaus Sinn, Notfallsanitäter:innen zu ermöglichen, eigenständig lebensrettende Maßnahmen auch im Kontext einer Geburt durchzuführen. Die Notwendigkeit zeigt sich unter anderem durch die Eintreffzeiten der NEF in unserem Rettungsdienstbereich. Die Transport- und Anfahrtszeiten sind lang, die Klinikdichte hingegen gering, besonders im Hinblick auf die Ausstattung mit Kreißsaal und Neointensiv. Im Zusammenhang mit der telenotärztlichen Versorgung bleibt abzuwarten, welche weiteren Optionen diese bietet. Fest steht allerdings: Sollte dieser Algorithmus auch nur ein junges Leben retten, so hat er sich gelohnt. Abschließend bleibt aber zu betonen, dass mit größeren Kompetenzen auch größere Pflichten und eine größere Verantwortung auf Notfallsanitäter:innen in RLP zukommen.

Quellen:

[1] Deutsche Gesellschaft für Gynäkologie und Geburtshilfe (DGGG). 2Sk-Leitlinie Prävention und Therapie der Frühgeburt. https://register.awmf.org/assets/guidelines/015-025l_S2k_Praevention-Therapie-Fruehgeburt_2025-03-verlaengert.pdf (letzter Zugriff: 19.10.2025)
[2] Tokolyse. https://de.wikipedia.org/wiki/Tokolyse#:~:text=Eine%20formelle%20arzneimittelrechtige%20Zulassung%20zur,konnte%20bisher%20nicht%20nachgewiesen%20werden (letzter Zugriff: 19.10.2025)
[3] Stelzl P, Kehl S, Oppelt P et al. Do obstetric units adhere to the evidence-based national guideline? A Germany-wide survey on the current practice of initial tocolysis. Eur J Obstet Gynecol Reprod Biol. 2022; 270: 133–138.
[4] Ausbildungs- und Behandlungsalgorithmen für Notfallsanitäterinnen und Notfallsanitäter (NotSan) in Rheinland-Pfalz. Version 2025.1 (31.08.2025). https://www.aelrd-rlp.de/index.php/download/ausbildungsalgorithmen-notsan-rheinland-pfalz-2025/ (letzter Zugriff: 12.01.2026)
[5] Melcher M, Antwerpes F, Haas I, Frech T Nabelschnurvorfall. https://flexikon.doccheck.com/de/Nabelschnurvorfall (letzter Zugriff: 19.10.2025)
[6] Hikma. Fachinformation Partusisten. https://www.hikma.com/media/jt1bfbys/spcde-partusisten-infkonz-200303.pdf (letzter Zugriff: 19.10.2025)

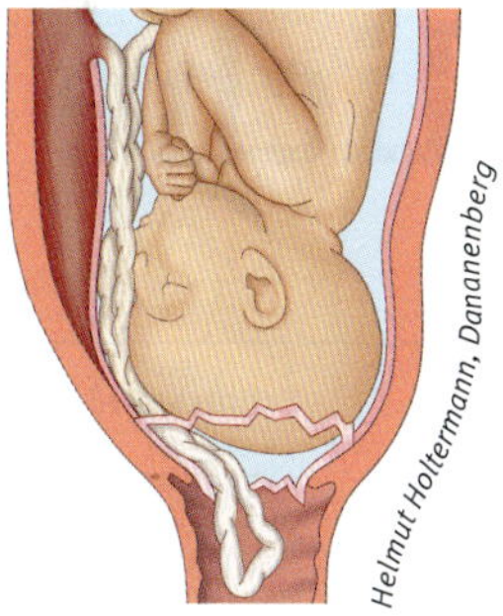

Abb. 5 Nabelschnurvorfall

Der Autor

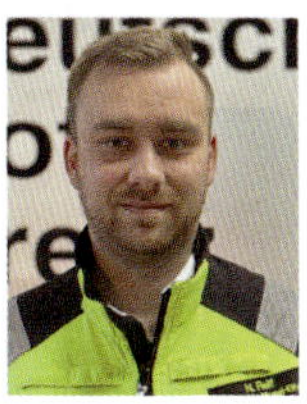

Nico Reif, Notfallsanitäter in RLP und Dozent an einer Rettungsdienstschule.

Interessenskonflikt: Der Autor gibt an, dass kein Interessenskonflikt vorliegt.

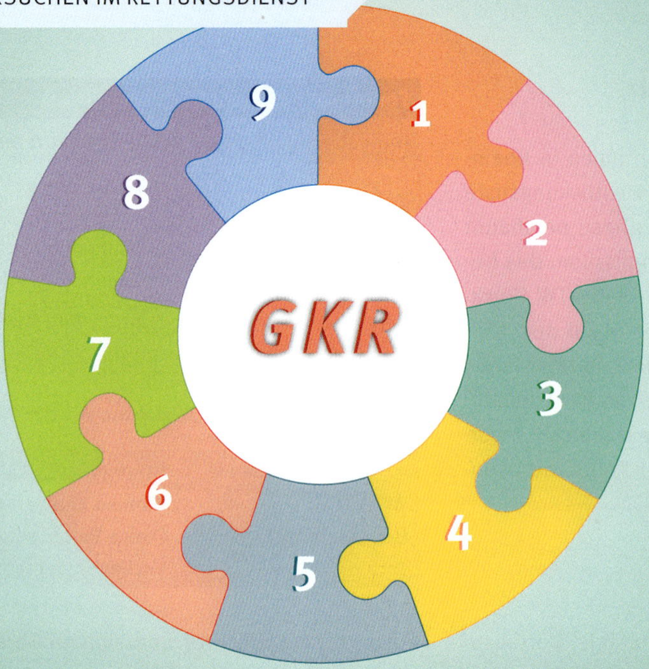

Heike Hübner, Berlin

Subakute Hilfeersuchen im Rettungsdienst: Der ganzheitliche Konsultationsrahmen

Schlüsselwörter:
Rettungsdienst
Notfallsanitäter
Subakute Erkrankungen
Clinical Reasoning
Patientenzentrierte Versorgung

Zusammenfassung: *Der Rettungsdienst in Deutschland sieht sich zunehmend mit subakuten Hilfeersuchen (SAHE) konfrontiert, in denen das (x)ABCDE-Schema nur begrenzt trägt. Der vorliegende Beitrag stellt den ganzheitlichen Konsultationsrahmen (GKR) nach King et al. (2025) vor – ein neunphasiges Vorgehen, das die vitalparametrische Untersuchung um Beziehungsaufbau, Agenda-Setting, soziale Determinanten von Gesundheit, partizipative Entscheidungsfindung und Safety-Netting ergänzt. Ziel ist, das Clinical Reasoning zu stärken, Unsicherheit in komplexen Lagen zu verringern und patientenzentrierte, ressourcenschonende Entscheidungen (inkl. sicherer Alternativen zum Transport) zu ermöglichen. Der GKR ist ein praxisnahes Konzept, bislang jedoch theoretisch; seine Wirksamkeit, Praktikabilität und Akzeptanz im Rettungsdienst müssen empirisch geprüft werden.*

Einleitung

In den letzten Jahren zeichnen sich im Rettungsdienst deutliche Veränderungen des Einsatzspektrums ab. Neben klassischen Notfällen rückt eine wachsende Zahl subakuter Hilfeersuchen in den Vordergrund – Situationen also, in denen Patient:innen zwar medizinische Unterstützung benötigen, jedoch keine unmittelbare Lebensgefahr besteht. Statistiken untermauern diesen Trend. So enden rund 18–20 % aller Rettungswageneinsätze ohne eine Beförderung ins Krankenhaus. Das heißt, bei etwa jedem fünften Einsatz kann vor Ort entschieden werden, dass keine Klinikbehandlung erforder-

lich ist [1]. Diese Entwicklung wirft grundlegende Fragen auf, beispielsweise, ob eine Ausbildung, eine Organisationsstruktur und ein berufliches Selbstverständnis, die nahezu ausschließlich auf hochakute Notfälle und den Transport ins Krankenhaus ausgerichtet sind, noch zeitgemäß sind?
Im Verlauf dieses Beitrages werden diese Einsatzsituationen deshalb als „Subakute Hilfeersuchen" (SAHE) bezeichnet. Der Begriff wurde gewählt, weil er den Charakter dieser Einsätze präziser beschreibt. Die Bezeichnung „subakut" verweist darauf, dass es sich nicht um vital akute Notfälle handelt, gleichzeitig aber ein realer Versorgungsbedarf besteht; „Hilfeersuchen" betont die subjektive Notlage der Patient:innen und vermeidet eine abwertende Konnotation. Auf diese Weise soll ein neutralerer und professionellerer Sprachgebrauch etabliert werden.
Parallel zu dieser veränderten Einsatzrealität vollzieht sich ein Strukturwandel im Rettungsdienst. Das Berufsbild der Notfallsanitäter:innen wurde 2014 mit einer dreijährigen Ausbildung eingeführt und seither kontinuierlich weiterentwickelt. Mittlerweile diskutieren Fachkreise sogar eine (Teil-) Akademisierung der Ausbildung und die Ausweitung des Tätigkeitsspektrums, um den gestiegenen Anforderungen gerecht zu werden [2,3,4,5]. Die Regierungskommission empfahl 2023 entsprechend, künftig auch hochschulisch qualifizierte Notfallsanitäter:innen mit erweiterten Kompetenzen einzusetzen [6]. All dies signalisiert, dass die Profession an der Schwelle zu einem erweiterten Selbstverständnis, weg von reiner „Notfalltransporteinrichtung" hin zu einer eigenständigeren und umfassenderen Versorgungsinstanz steht. Diese Einsätze sind kein Ausnahmephänomen mehr, sondern gehören zum Arbeitsalltag von Rettungsdienstfachpersonen [1]. Die Normalisierung nicht akuter Einsätze fordert jedoch die traditionellen Konzepte heraus, mit denen Patient:innen von Notfallsanitäter:innen bislang beurteilt und behandelt werden.

Grenzen klassischer Assessments

Insbesondere das bewährte (x)ABCDE-Schema – normalerweise Goldstandard in der strukturierten Erstuntersuchung bei akut lebensbedrohlichen Notfällen – stößt in subakuten Lagen an seine Grenzen. Das Schema dient dazu, potenziell vitale Bedrohungen in fester Reihenfolge zu erkennen und unmittelbar zu adressieren. Es folgt dabei dem Prinzip „Treat first what kills first", also „Behandle zuerst, was zuerst tötet" [7]. Doch was, wenn, wie häufig, gar keine vitalen Bedrohungen vorliegen? Auch ergänzende Schemas wie SAMPLER oder OPQRST dienen primär dazu, ein überschaubares Set an notfallmedizinischen Zuständen zu identifizieren. In vielen subakuten Szenarien liefern diese Vorgehen keine klaren Ergebnisse oder greifen zu kurz. Schlimmer noch, ein rigides Festhalten an den bekannten Schemas kann mitunter sogar kontraproduktiv sein. Hofmann und Fredrich [8] beschreiben etwa, dass ein undifferenziertes Durchlaufen des Schemas bei psychiatrischen oder pädiatrischen Einsatzlagen zur Eskalation der Situation führen kann. Wenn beispielsweise bei einem mentalen Notfall stur das Schema abgearbeitet wird, ohne auf die besondere Lage des/der Patient:in einzugehen, kann dies Vertrauen zerstören oder Symptome verschlimmern. Ebenso wenig hilft ein starres Schema bei komplexen, aber nicht lebensbedrohlichen Problemen. Bei der Frage, ob der 80-Jährige am Samstagnachmittag mit seinem latent anhaltenden Schwindel ins Krankenhaus sollte, helfen der Notfallsanitäter:in keine Algorithmen. In solchen Fällen sind vielmehr Erfahrung, Fingerspitzengefühl und eine individuelle Beurteilung gefragt. Die Autoren betonen, dass Notfallsanitäter:innen situativ abwägen müssen, welche Tools, seien es Algorithmen, Checklisten oder klinische Entscheidungen, im konkreten Fall sinnvoll zur Anwendung kommen. Standardisierung allein führt nicht zu tragfähigen Lösungen für die komplexen Fallkonstellationen, die häufig den SAHE-Einsätzen zugrunde liegen. Statt blindem Schema-F ist ein flexibles, patient:innenzentriertes Vorgehen notwendig.
Diese Einsicht deckt sich mit dem internationalen Diskurs. King et al. [9] stellen fest, dass herkömmliche Schnell-Assessment-Modelle, die auf akute Notfälle zugeschnitten sind, für komplexe SAHE oft „nicht voll zweckdienlich" (engl. „not fully suited") sind. Der traditionelle Dreiklang aus schneller klinischer Beurteilung, Notfallintervention und zügigem Transport in die Notaufnahme greift bei vielen der heutigen Einsätze zu kurz. Gerade bei vulnerablen Patientengruppen, etwa älteren, chronisch kranken, psychisch belasteten oder sozial benachteiligten Menschen, stößt dieses Vorgehen an Grenzen. Die Herausforderung besteht weniger darin, ein akutes Vitalproblem zu erkennen und zu beheben,

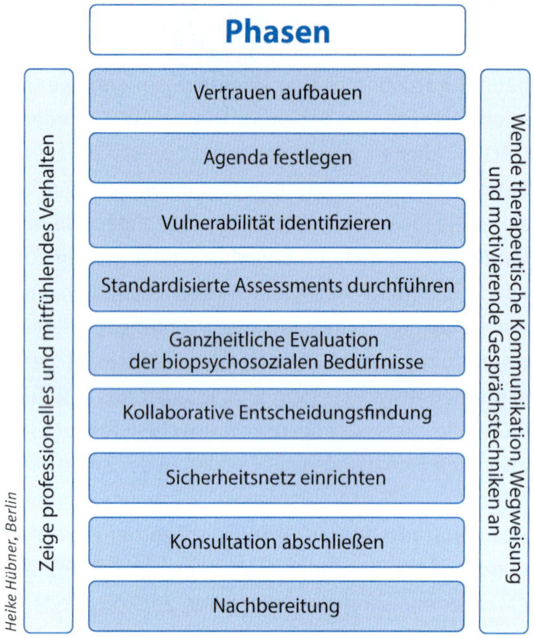

Abb. 1 Der personenzentrierte ganzheitliche Konsultationsrahmen für Notfallsanitäter:innen [9]

als vielmehr darin, eine angemessene Versorgungsperspektive zu finden, die über den Notfallmoment hinausgeht. Häufig geht es um die Frage, ob diese Patient:innen sicher zu Hause verbleiben können. Welche Anschlussversorgung (ärztliche, pflegerische oder soziale bzw. sozialpsychiatrische Unterstützung) wird benötigt? Hier kommt es auf klinisches Denken und gemeinsame Entscheidungsfindung an, Fähigkeiten, die über das bloße Abarbeiten von Algorithmen hinausgehen.

Clinical Reasoning als Schlüsselkompetenz

In der internationalen rettungsdienstlichen Fachliteratur wird daher verstärkt auf Clinical Reasoning, auch Clinical Decision Making genannt, als Schlüsselkompetenz hingewiesen [8,10,11]. Darunter versteht man den kognitiven und interaktiven Prozess, in dem Behandler:innen Informationen sammeln, bewerten, Hypothesen bilden und schrittweise verfeinern, um zu fundierten Entscheidungen zu gelangen. Es ist ein dynamischer, nicht linearer Vorgang, der ebenso Wissen und Erfahrung wie Kommunikation und Empathie einbezieht. Gerade im rettungsdienstlichen Kontext muss dieser Denkprozess oft blitzschnell, aber dennoch gründlich ablaufen. Wichtig ist dabei auch das Einbeziehen der Patient:innen in die Entscheidungsfindung, sei es, um die weitere Vorgehensweise abzustimmen, oder um im Sinne der rechtlichen Absicherung gemeinsam zu einem Konsens zu kommen. Hofmann und Fredrich [8] argumentieren, dass defensiv motivierte Entscheidungen – etwa prinzipiell jede:n Patient:in ins Krankenhaus zu bringen, nur um auf „Nummer sicher" zu gehen – weder patientenorientiert noch ressourcenschonend sind [12,13]. Stattdessen sollten Notfallsanitäter:innen darauf vertrauen können, mittels guter klinischer Urteilsbildung und in Absprache mit dem/der Patient:in und den Bezugspersonen sinnvolle Alternativen zu finden, ohne dabei rechtliche Konsequenzen fürchten zu müssen. Dies setzt entsprechende Aus-, Fort- und Weiterbildungsinhalte voraus. Klinisches und evidenzbasiertes Urteilsvermögen sowie Beratungskompetenzen gehören in den Methodenkoffer jeder Rettungsfachperson.

Der ganzheitliche Konsultationsrahmen (GKR)

Wie könnte nun ein strukturiertes Vorgehen aussehen, das den Anforderungen SAHE gerecht wird und über die klassische Notfallversorgung hinausgeht? Ein neu entwickeltes Modell, der ganzheitliche Konsultationsrahmen (GKR) von King et al. [9], bietet einen Ansatz, der vor dem Hintergrund internationaler Entwicklungen wie Community-Paramedicine- und Advanced-Paramedic-Practitioner-Rollen entstand. Er schlägt einen neunphasigen Ablauf für die Patient:innenkonsultation bei SAHE vor. Wichtig ist, dass es hierbei nicht darum geht, klassische Schemas zu ersetzen, sondern sie zu ergänzen und zu erweitern, um umfassendere Beurteilungen und Versorgungsarrangements zu ermöglichen. Der GKR bietet einen systematischen Fahrplan vom Eintreffen am Einsatzort bis zum Abschluss der Versorgung, der bewusst über die rein vitalparametrische Sicht hinausgeht.

Die Phasen 1 bis 5 dienen vor allem dem Aufbau eines ganzheitlichen Bildes der Situation.

In **Phase 1** steht das Schaffen von Vertrauen im Mittelpunkt. Durch Begrüßung, Vorstellung und aktives Zuhören soll eine offene Gesprächsatmosphäre entstehen und die Sorgen der Patient:in herausgearbeitet werden. Ist dieses Fundament gelegt, folgt in **Phase 2** das gemeinsame Agenda-Setting. Was sind die Ziele dieser Konsultation, welche Anliegen hat die Patientin, welche prioritären Fragen gilt es zu klären? Auf dieser Basis wid-

Tab. 1 Konkrete Ausgestaltung der Konsultationsphasen

Phase		Aktivitäten
1	Vertrauen aufbauen	Herstellung einer vertrauensvollen Gesprächsatmosphäre durch • Begrüßung und Vorstellung (Name, Rolle) gegenüber Patient:in und Bezugspersonen • Anerkennung und Validierung der geäußerten Anliegen • aktives, ununterbrochenes Zuhören • Ausdruck von Echtheit und Empathie • respektvolle, inklusive und würdigende Kommunikation unter Berücksichtigung kultureller, sprachlicher, spiritueller, geschlechtsspezifischer und individueller Faktoren • Wiederholen, Zusammenfassen und Bestätigen der Kernaussagen
2	Agenda festlegen	Erhebung der Anliegen durch • offene Fragen • Exploration von Vorstellungen, Sorgen und Erwartungen • Erfassen zusätzlicher bzw. verborgener Themen und Anliegen • Nachvollziehen der krankheitsbezogenen Auswirkungen auf das Leben der Patient:in • gemeinsames Festlegen und Priorisieren von Gesprächs- und Behandlungszielen
3	Vulnerabilität identifizieren	• systematische Exploration früherer und aktueller Gesundheitsprobleme • Berücksichtigung sozialer Determinanten von Gesundheit • Analyse vorhandener Unterstützungsressourcen und identifizierter Barrieren (emotional, sozial, physisch, finanziell) • Beachtung von Mobilität, Gebrechlichkeit sowie kulturellen und sprachlichen Einflussfaktoren • Einschätzung der Belastung und Ressourcen von Bezugspersonen • Erfassung von Adhärenzproblemen • Einbezug potenzieller zusätzlicher Belastungsfaktoren wie Wohnungsunsicherheit, traumatische Erfahrungen, Gewalt- oder Missbrauchsvorgeschichte, kognitive oder körperliche Einschränkungen, neurodivergente Merkmale, Gesundheits- und Informationskompetenz • Identifikation individueller Stärken
4	Standardisierte Assessments durchführen	Einholung des Einverständnisses für erforderliche körperliche Untersuchungen • Einsatz standardisierter Instrumente • Vorsorge- und Diagnosetests • Berücksichtigung externer Informationsquellen (z. B. Angehörige, Dokumentation, Hausärzt:innen) • Prüfung vorliegender medizinischer Unterlagen • Ausschluss bzw. Risikoeinschätzung potenziell schwerwiegender Erkrankungen
5	Ganzheitliche Evaluation der biopsychosozialen Bedürfnisse	• Reflexion eigener Vorannahmen, Entscheidungsgrundlagen und Grenzen der klinischen Einschätzung • Einbezug der subjektiven Krankheitswahrnehmung der Patient:innen • Anwendung analytisch-kritischen Denkens • Erstellen von Arbeitsdiagnosen und Differenzialdiagnosen • Herstellen eines gemeinsamen Verständnisses der Situation mit Patient:in und ggf. Bezugspersonen
6	Partizipative Entscheidungsfindung und Versorgungsplanung	• Förderung eines kooperativen Vorgehens, das Präferenzen und Wünsche der Patient:in berücksichtigt • Einbindung relevanter Bezugspersonen (Familie, Pflegende) sowie weiterer Gesundheitsfachkräfte • gemeinsame Priorisierung von Versorgungszielen • Vereinbarung des Ausmaßes an Eigenverantwortung und Unterstützung der Selbstwirksamkeit • Beachtung der Prinzipien informierter Einwilligung • Steuerung von Erwartungen und Vermittlung fachlicher Empfehlungen
7	Sicherheitsnetz einrichten	• Organisation weiterführender Versorgung (inkl. Dringlichkeitseinschätzung, Überweisungen, Zugänglichkeit lokaler oder virtueller Dienste) • Bereitstellung mündlicher und schriftlicher Informationen • Verweis auf zusätzliche Informations- und Unterstützungsangebote (z. B. Online-Ressourcen, Selbsthilfegruppen) • Aufklärung über Warnhinweise („Red Flags“), die einen erneuten Notruf oder eine anderweitige Eskalation erforderlich machen • Anwendung der „Teach-back“-Methode zur Sicherstellung des Verständnisses • Unterstützung bei der Organisation akuter sozialer Hilfen
8	Konsultation abschließen	• Zusammenfassung und Bestätigung des vereinbarten Versorgungsplans • Hervorhebung positiver Effekte von Adhärenz und Symptomkontrolle • Hinweise zum Vorgehen bei einer Verschlechterung des Zustands
9	Nachbereitung	• vollständige Dokumentation und Weiterleitung dieser an die primär Behandelnden • Wiederherstellung von Material und Ausrüstung • Selbstreflexion sowie ggf. Feedback/Audit zur Sicherung der Lernprozesse • Selbstfürsorge mit Blick auf die Belastungsfähigkeit vor der nächsten Konsultation

met sich **Phase 3** dem Blick auf das größere Umfeld. Gibt es strukturelle oder soziale Faktoren, etwa Wohnsituation, Betreuungslage, finanzielle oder familiäre Umstände, die den Gesundheitszustand oder die aktuelle Notfallsituation beeinflussen? Hier werden also die sozialen Determinanten von Gesundheit explizit mit einbezogen [14,15]. Anschließend erfolgt in **Phase 4** die umfassende klinische Untersuchung und Informationssammlung. Neben einer gründlichen körperlichen Untersuchung gehört dazu auch das Durchsehen vorhandener medizinischer Unterlagen bzw. der elektronischen Patient:innenakte oder der Einbezug von Angehörigen und ggf. weiterer Gesundheitsfachpersonen, um ein möglichst vollständiges Bild zu erhalten. In **Phase 5** werden die gesammelten Befunde zusammengeführt und ganzheitlich ausgewertet. Welche physischen, psychischen und sozialen Bedürfnisse hat die Patient:in aktuell? Ist die Arbeitshypothese schlüssig, wurden alle wichtigen Aspekte erkannt?

Darauf aufbauend richten die Phasen 6 bis 9 den Fokus auf die konkrete gemeinsame Planung und den Abschluss der Konsultation.

In **Phase 6** wird partizipativ ein Behandlungs- bzw. Versorgungsplan entworfen. Die Notfallsanitäter:in erarbeitet zusammen mit der Patient:in (und ggf. Bezugspersonen) Maßnahmen, die klinische Erfordernisse und die Selbstwirksamkeit der Patient:in berücksichtigen [16,17,18]. Hier fließen edukative Elemente ein. Was kann der/die Betroffene selbst tun, welche Unterstützung wird benötigt, welche Erwartungen sind realistisch? **Phase 7** umfasst ein ausführliches „Safety Netting“. Darunter versteht man das Vereinbaren von Vorkehrungen für den Fall, dass sich der Zustand verschlechtert (beispielsweise klare Hinweise, wann erneut der Rettungsdienst hinzuzuziehen ist), oder das Organisieren einer kurzfristigen hausärztlichen Nachschau. In **Phase 8** wird die Konsultation formal abgeschlossen. Die besprochenen Schritte werden zusammengefasst, Fragen der Patient:in geklärt und das Einverständnis zu Plan und Prozedere eingeholt. Schließlich sieht **Phase 9** die Nachbereitung für die Einsatzkraft vor. Das Team soll Zeit haben, zu dokumentieren, genutztes Material aufzufüllen und auch eine kurze Selbstreflexion durchzuführen, um aus dem Einsatz zu lernen. Dieses abschließende Innehalten mag unscheinbar wirken, ist aber wichtig, um langfristig die Qualität der Entscheidungen zu sichern und beruflich gesund zu bleiben.

King et al. [9] betonen, dass insbesondere die Investition in Phase 1, Beziehungsaufbau und Empathie, den gesamten Verlauf positiv beeinflusst. Eine vertrauensvolle Beziehung von Beginn an schafft die Grundlage für eine effektive und effiziente Konsultation. Tatsächlich zeigte eine Metaanalyse von Howick et al. [19], dass einfühlsame Kommunikation und das Vermitteln positiver Erwartungen messbare Verbesserungen in den psychischen und physischen Outcomes von Patient:innen bewirken. Für die Praxis heißt das: Zuhören können ist ebenso wichtig wie das Beherrschen medizinischer Techniken. Lässt man Patient:innen ausreden, signalisiert Wertschätzung und nimmt ihre Schilderungen ernst, erhält man nicht nur diagnostisch wertvolle Hinweise, man fördert auch die Bereitschaft, den gemeinsam erarbeiteten Plan mitzutragen. Hier knüpft der GKR an Konzepte aus der Allgemeinmedizin wie das Calgary-Cambridge-Modell [20] an und überträgt sie in den rettungsdienstlichen Kontext.

Das vorgeschlagene neunphasige Konsultationsmodell verspricht mehrere Vorteile. Erstens schafft es eine einheitliche, systematische Struktur für komplexe Primäreinsätze, was die klinische Entscheidungsfindung unterstützen soll. King et al. [9] formulieren als Ziel, die Genauigkeit des Clinical Reasoning, das Vertrauen der Notfallsanitäter:innen in die eigene Urteilsfähigkeit sowie die Patientenergebnisse zu verbessern. Durch das explizite Einbinden psychosozialer Faktoren und die gemeinsame Planung werden Fehlerquellen reduziert und relevante Aspekte weniger leicht übersehen. Zweitens fördert ein solches Vorgehen die Kommunikation und interprofessionelle Zusammenarbeit. Indem Entscheidungen transparent und nachvollziehbar entlang eines strukturierten Prozesses getroffen werden, können auch nachfolgende Leistungserbringer (Ärzt:innen, Pflege, Sozialdienste) die Situation besser einschätzen. Der GKR schlägt damit eine Brücke zwischen der klassischen rettungsdienstlichen Akutversorgung und einer gemeindeorientierten Versorgung chronisch-komplexer Fälle. Es ermöglicht Notfallsanitäter:innen, fachlich fundiert abzuwägen, ob ein Transport in die Notaufnahme wirklich nötig ist oder ob alternative Versorgungspfade (Hausarzt, ambulante Pflegedienste, Sozialpsychiatrischer Dienst etc.) ebenso sicher und sinnvoll sind. Erste Analysen deuten an, dass dies nicht nur die Patientenzufriedenheit erhöhen kann, sondern auch das Gesundheitssystem entlastet, indem unnötige Krankenhauseinweisungen vermieden werden [9]. Drittens unterstützt der GKR die Weiterentwicklung der Berufsrolle. Notfallsanitäter:innen in erweiterten Rollen, etwa Gemeindenotfallsanitäter:innen, erhalten ein Werkzeug an die Hand, das zu ihrem erweiterten Aufgabengebiet passt und Sicherheit im Umgang mit diagnostischer Unschärfe gibt. Aber auch reguläre Notfallsanitäter:innen können profitieren, denn ein solches Schema kann helfen, in subakuten Rettungswageneinsätzen oder bei unklaren Symptomen systematisch vorzugehen, Risiken abzuschätzen und ganzheitliche Entscheidungen zu treffen. Dies könnte dazu beitragen, die häufig als belastend empfundene Unsicherheit in „Zwischen-den-Stühlen"-Situationen (weder augenscheinlicher Notfall noch banaler „Fehleinsatz") zu verringern [21].

Diskussion und Limitationen

Der GKR stellt einen innovativen Ansatz dar, um SAHE im Rettungsdienst systematisch zu strukturieren. Er ersetzt jedoch weder klinische Erfahrung noch situatives Fingerspitzengefühl. Viele seiner Elemente, wie Beziehungsaufbau, ganzheitliche Informationssammlung oder partizipative Entscheidungsfindung, werden von erfahrenen Notfallsanitäter:innen bereits intuitiv angewandt, allerdings häufig unstrukturiert und mit dem Risiko, wesentliche Aspekte zu übersehen. Der GKR dient als Gedächtnisstütze und Qualitätssicherungsinstrument, weil er Entscheidungsschritte explizit macht und so auch Nachvollziehbarkeit gegenüber nachfolgenden Versorgungspartnern stärkt. Darüber hinaus kann er auch als Dokumentationsstruktur für diese Einsatzsituationen dienen.

International reiht sich das Konzept in Entwicklungen wie Community-Paramedicine- oder Advanced-Paramedic-Practitioner-Programme ein, die eine erweiterte Rolle von Rettungsfachpersonal bei nicht akuten Patient:innenvorstellungen vorsehen [10,15]. Diese Modelle zeigen, dass durch strukturierte Konsultationsansätze nicht nur die Versorgungssicherheit, sondern auch die Ressourceneffizienz verbessert werden kann. Der GKR knüpft an diese Erfahrungen an, überträgt sie in den deutschsprachigen Kontext und adressiert zugleich die wachsende Zahl von Einsätzen, die außerhalb klassischer Notfallszenarien liegen.

Gleichzeitig sind die Grenzen des Modells klar zu benennen. Der GKR ist bislang ein theoretisches Konstrukt, das auf bestehenden Konzepten aus Medizin, Psychologie und Kommunikationswissenschaft sowie auf Expertenmeinungen basiert [9]. Eine empirische Überprüfung seiner Anwendbarkeit im rettungsdienstlichen Alltag steht noch aus. Es gibt weder Daten zur Praktikabilität in unterschiedlichen Einsatzkontexten noch zur Akzeptanz bei Notfallsanitäter:innen oder Patient:innen. Ebenso fehlen bisher Outcome-Studien, die mögliche Effekte auf Patientensicherheit, Zufriedenheit oder Systemeffizienz untersuchen.

Für die zukünftige Forschung ergeben sich daraus mehrere Perspektiven. Erstens sollten Pilotstudien prüfen, inwieweit der GKR in realen Einsatzsituationen implementierbar ist und ob er tatsächlich zur Reduktion subjektiver Unsicherheit beiträgt. Zweitens bedarf es Untersuchungen zur Integration in Aus- und Weiterbildungscurricula, etwa über Simulationsszenarien oder strukturierte Fallanalysen. Drittens wären randomisierte oder quasi-experimentelle Studien denkbar, die die Wirkung des GKR auf klinische Entscheidungsqualität und Patient:innen-Outcomes evaluieren. Damit zeigt sich, dass der GKR einen vielversprechenden Orientierungsrahmen für die Versorgung subakuter Patient:innenvorstellungen bietet, dessen Nutzen jedoch erst durch eine systematische empirische Überprüfung belegt werden kann.

Fazit für die Praxis

Insgesamt kann festgehalten werden:

- SAHE gehören zum Versorgungsalltag im Rettungsdienst.
- Der GKR bietet eine strukturierte Orientierung, um klinisches Denken, Kommunikation und patientenzentrierte Entscheidungen systematisch zu unterstützen.
- Notfallsanitäter:innen können mithilfe des GKR Unsicherheit in komplexen Situationen reduzieren und alternative Versorgungspfade fundiert prüfen.

- In Aus-, Fort- und Weiterbildung sollte stärker auf Clinical Reasoning, Gesprächsführung und Entscheidungsfindung jenseits hochakuter Szenarien fokussiert werden. Der GKR sollte in entsprechende Bildungsangebote integriert werden.

Da das Modell bislang nicht empirisch überprüft ist, besteht ein dringender Bedarf an Forschung, um seine Wirksamkeit, Praktikabilität und Akzeptanz im Einsatzalltag zu evaluieren.

Quellen:

[1] Hofmann T, Kirschenlohr R, Reuter-Oppermann M, Lefering R. Was machen eigentlich Notfallsanitäter:innen? Eine Sekundärdatenanalyse von Krankenhauszuweisungscodes – Abstrakt. Notfall + Rettungsmedizin 2024;27:218. https://doi.org/10.1007/s10049-024-01331-4
[2] Hofmann T. Professionalisierung und Akademisierung im Rettungsdienst. Wo geht die Reise hin? Ringvorlesung Rettungswissenschaften, HSD Hochschule & Fliedner Fachhochschule; 2025
[3] Hofmann T. Die Etablierung der Rettungswissenschaft als Lösung aktueller Probleme in der Professionalisierung von NotfallsanitäterInnen. In: Prescher T, Bauer C, Dubb R, Hofmann T, Koch S, editors. Rettungswissenschaft. 1st ed., Stuttgart: Kohlhammer; 2023, p. 103–18
[4] Gruhl M. Neujustierung der Kompetenzen und der Zusammenarbeit der rettungsdienstlichen Berufe: Ergebnisse eines Panels von Expertinnen und Experten. Gütersloh: 2024. https://doi.org/10.11586/2024150
[5] Meyer K, Dormann H, Prescher T. Fürther Gespräche: Expertenforum für den Rettungsdienst mit Forderungen an Politik und Gesellschaft. Notfall + Rettungsmedizin 2023. https://doi.org/10.1007/s10049-023-01154-9
[6] Regierungskommission für eine moderne und bedarfsgerechte Krankenhausversorgung. Neunte Stellungnahme und Empfehlung der Regierungskommission für eine moderne und bedarfsgerechte Krankenhausversorgung Reform der Notfall- und Akutversorgung: Rettungsdienst und Finanzierung. 2023
[7] Hohenegger M. Leben retten mit System. Heilberufe 2015;67:24–6. https://doi.org/10.1007/s00058-015-1681-3.
[8] Hofmann T, Fredrich T. Clinical Reasoning im Rettungsdienst. Emergency 2021;2:40–6.
[9] King R, Martin A, Batt AM, Martin SL, Barr N, Hwang C, et al. Towards a person-centred holistic consultation framework for paramedics attending non-acute presentations: A multidisciplinary commentary. Paramedicine 2025. https://doi.org/10.1177/27536386251336760
[10] Jensen J. Paramedic clinical decision-making: results of two Canadian studies. International Paramedic Practice 2011;1:63–71. https://doi.org/10.12968/ippr.2011.1.2.63
[11] Murdoch S. Clinical decision making in paramedic practice. Journal of Paramedic Practice 2019;11:236–8. https://doi.org/10.12968/jpar.2019.11.6.236.
[12] Steurer J, Gächter T. Defensive Medizin – unnötige Medizin? Swiss Medical Forum – Schweizerisches Medizin-Forum 2015;15:814–6. https://doi.org/10.4414/smf.2015.02404
[13] Eftekhari MH, Parsapoor A, Ahmadi A, Yavari N, Larijani B, Gooshki ES. Exploring defensive medicine: examples, underlying and contextual factors, and potential strategies – a qualitative study. BMC Med Ethics 2023;24:82. https://doi.org/10.1186/s12910-023-00949-2
[14] Booker MJ, Shaw ARG, Purdy S. Why do patients with, primary care sensitive' problems access ambulance services? A systematic mapping review of the literature. BMJ Open 2015;5:e007726. https://doi.org/10.1136/bmjopen-2015-007726
[15] Leyenaar MS, McLeod B, Jones A, Brousseau A-A, Mercier E, Strum RP, et al. Paramedics assessing patients with complex comorbidities in community settings: results from the CARPE study. Canadian Journal of Emergency Medicine 2021;23:828–36. https://doi.org/10.1007/s43678-021-00153-4
[16] Scheibler VF, Schwantes U, Kampmann M. Shared decision-making. G+G Wissenschaft 2005:23–31
[17] Aubree Shay L, Lafata JE. Where is the evidence? a systematic review of shared decision making and patient outcomes. Medical Decision Making 2015;35:114–31. https://doi.org/10.1177/0272989X14551638
[18] Joosten EAG, DeFuentes-Merillas L, De Weert GH, Sensky T, Van Der Staak CPF, De Jong CAJ. Systematic review of the effects of shared decision-making on patient satisfaction, treatment adherence and health status. Psychother Psychosom 2008;77:219–26. https://doi.org/10.1159/000126073
[19] Howick J, Fanshawe TR, Mebius A, Lewith G, Heneghan CJ, Bishop FL, et al. Effects of changing practitioner empathy and patient expectations in healthcare consultations. Cochrane Database of Systematic Reviews 2017;2017. https://doi.org/10.1002/14651858.CD011934.pub2
[20] Kurtz S, Silverman J, Benson J, Draper J. Marrying Content and Process in Clinical Method Teaching. Academic Medicine 2003;78:802–9. https://doi.org/10.1097/00001888-200308000-00011
[21] Breuer F, Dahmen J. „Fehleinsätze" im Rettungsdienst – Notwendigkeit einer einheitlichen Begriffsdefinition und Abgrenzung zu Bagatelleinsätzen. Notfall + Rettungsmedizin 2023. https://doi.org/10.1007/s10049-023-01166-5

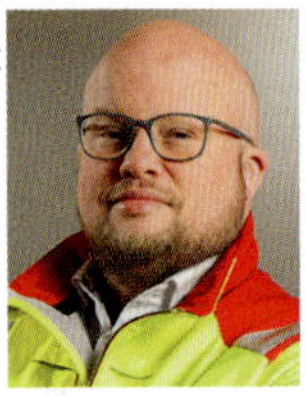
HSD Hochschule Döpfer

Der Autor

Thomas Hofmann ist Notfallsanitäter und Professor für Rettungswissenschaften. Er leitet den Studiengang B.Sc. Rettungswissenschaften an der HSD Hochschule Döpfer und ist Teil des geschäftsführenden Vorstands der Deutschen Gesellschaft für Rettungswissenschaften e.V.
Kontakt: t.hofmann@hs-doepfer.de

Interessenskonflikt: Thomas Hofmann gibt an, dass er Vorsitzender der Deutschen Gesellschaft für Rettungswissenschaften e. V. ist.

AdobeStock/Andrey Nikitin

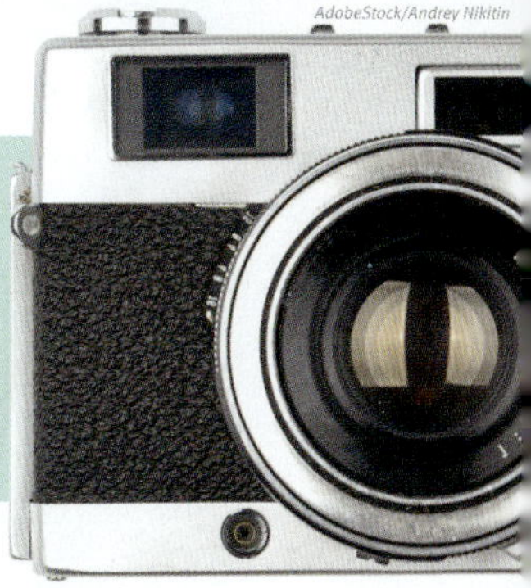

Momentaufnahme

Foto: Samariterbund Linz

Ein Bild sagt mehr als tausend Worte. Deshalb zeigen wir in jeder Ausgabe der *Elsevier Emergency* eine „Momentaufnahme“ aus Ihrem Rettungsdienstalltag. Als Leser:in von *Elsevier Emergency* sind Sie herzlich dazu eingeladen, uns Ihren persönlichen Fotomoment aus dem Rettungsdienst zukommen zu lassen. Senden Sie Ihr Foto gemeinsam mit einer Beschreibung oder einer kurzen Entstehungsgeschichte per E-Mail an rettungsdienst@elsevier.com.

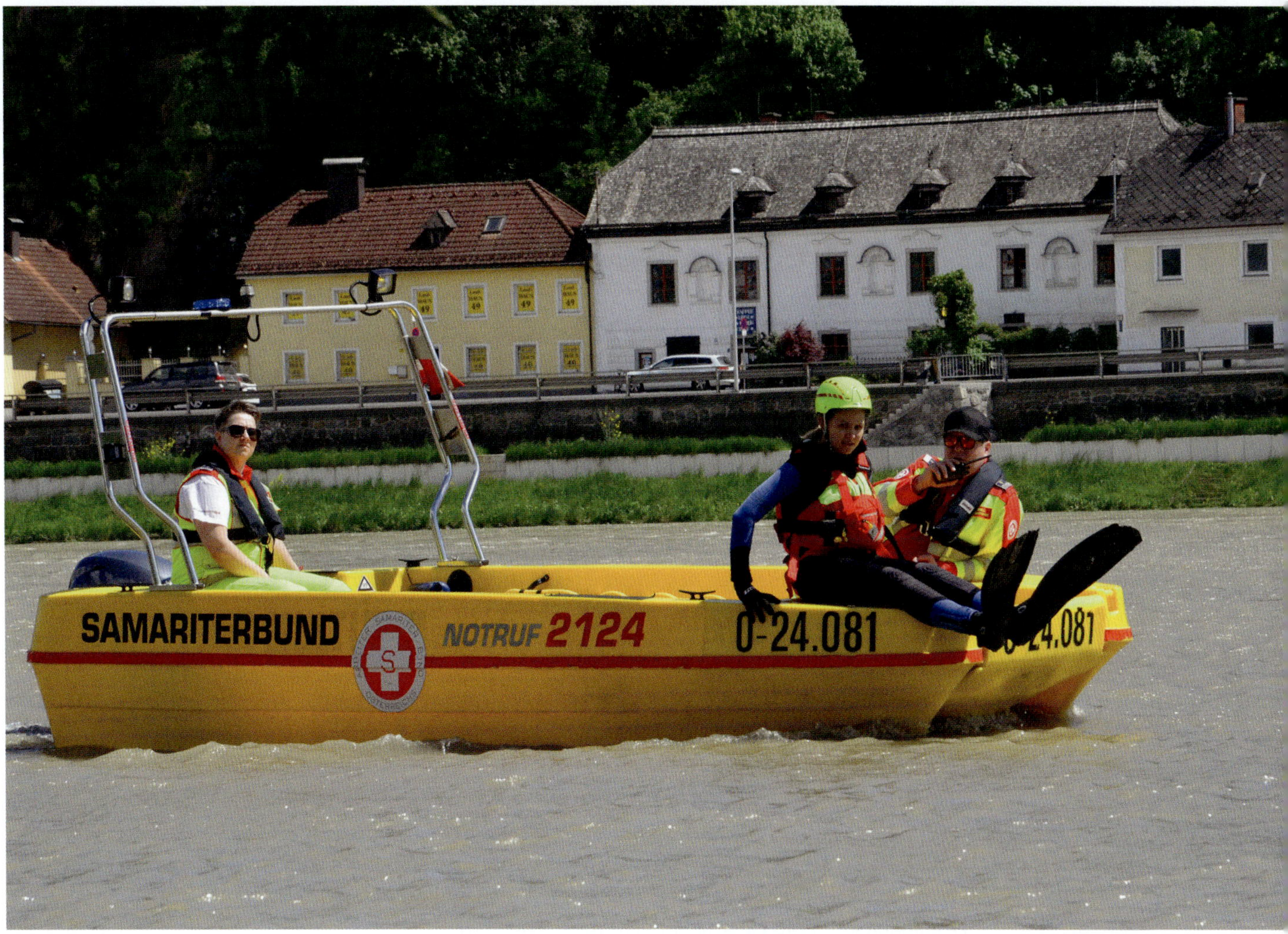

Sommer 2025: Eine Übung des Samariterbundes Linz auf der Donau in Linz. Das Ziel der Samariterbund Wasserrettung ist es, Übungen so realistisch wie möglich zu gestalten – und dabei zeigt sich immer wieder: Um Unfälle nachzustellen, braucht es Vorbereitung, Abstimmung und manchmal auch Geduld. Eine besondere Herausforderung bei den Übungen auf der Donau ist die Strömung in der Kombination mit dem Schiffsverkehr.

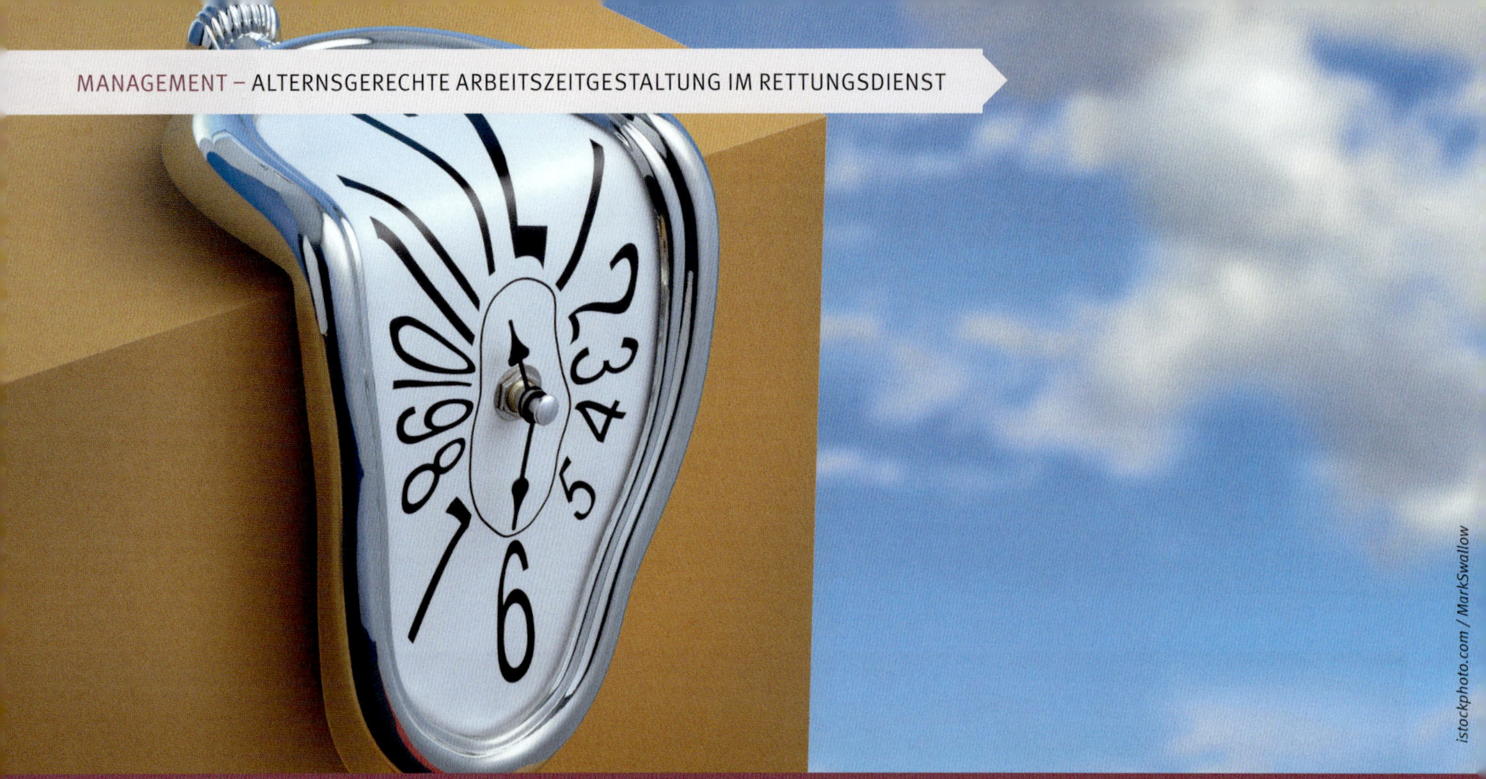

istockphoto.com / MarkSwallow

Alternsgerechte Arbeitszeitgestaltung im Rettungsdienst

Schlüsselwörter:

Alternsgerechte Arbeitszeitgestaltung

Demografischer Wandel

Gesundheitliche Belastung

Arbeitszeitmodelle

Arbeitszufriedenheit

Zusammenfassung: *Die alternsgerechte Arbeitszeitgestaltung gewinnt im Rettungsdienst zunehmend an Bedeutung, da physische und psychische Belastungen über die gesamte Erwerbsbiografie stark variieren. Der Artikel zeigt, dass flexible, gesundheitsorientierte Arbeitszeitmodelle nicht nur die Leistungsfähigkeit und Zufriedenheit der Mitarbeitenden erhalten, sondern auch die Personalgewinnung und -bindung stärken. Durch die Verknüpfung aktueller arbeitswissenschaftlicher Erkenntnisse mit spezifischen Anforderungen des Rettungsdienstes liefert der Beitrag praxisnahe Ansätze zur nachhaltigen Gestaltung von Dienstplänen. Insgesamt verdeutlicht er, dass eine strategisch ausgerichtete Arbeitszeitgestaltung ein zentraler Schlüssel zur langfristigen Sicherung der Einsatzfähigkeit des Rettungsdienstes ist.*

Einleitung

Wie kann die Arbeitszeit im Rettungsdienst gestaltet werden, um die Mitarbeitenden langfristig gesundheitsfördernd zu beschäftigen? Diese Fragestellung steht im Mittelpunkt dieses Beitrags. Der demografische Wandel, steigende Einsatzzahlen und die hohe physische sowie psychische Belastung des Rettungsdienstpersonals verdeutlichen die Notwendigkeit einer strukturierenden und präventiven Personalpolitik. Die alternsgerechte Arbeitszeitgestaltung stellt hierbei ein zentrales Instrument zur Sicherung der Arbeitsfähigkeit und Motivation über die gesamte Erwerbsspanne dar.

Demografischer Wandel und seine Bedeutung für den Rettungsdienst

Die Bevölkerungsstruktur in Deutschland verändert sich seit Jahrzehnten gravierend. Kennzeichnend ist ein kontinuierlicher Rückgang der Geburtenraten bei gleichzeitig steigender Lebenserwartung (➤ Abb. 1) [1]. Während in den 1970er-Jahren eine Frau im Durchschnitt noch 2,0 Kinder bekam, lag der Wert 2020 bei etwa 1,5 [2]. Gleichzeitig stieg die Lebenserwartung von Männern auf rund 79 Jahre und von Frauen auf über 83 Jahre. Diese Entwicklung führt zu einer deutlichen Alterung der Bevölkerung, wodurch die Zahl der erwerbsfähigen Personen signifikant sinkt.

Der sogenannte Babyboomer-Jahrgang (1955–1970) tritt schrittweise in den Ruhestand ein, was zu einer zunehmenden Lücke an Fachkräften führt. Besonders betroffen sind Berufsgruppen mit hoher körperlicher und psychischer Belastung wie eben auch der Rettungsdienst. Der steigende Pflege- und Betreuungsbedarf älterer Menschen erhöht gleichzeitig die Zahl rettungsdienstlicher Einsätze [3]. Die Personaldecke wird somit dünner, während das Einsatzaufkommen erheblich zunimmt.

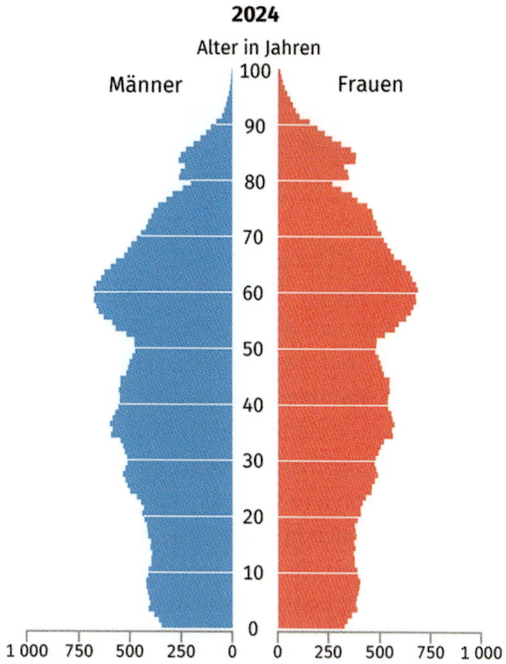

Abb. 1 Altersaufbau der Bevölkerung 2024

Gesundheitliche Belastungen im Rettungsdienst

Rettungsdienstliche Tätigkeiten zählen zu den körperlich und psychisch fordernden Berufsfeldern. Die Beschäftigten sind unregelmäßigen Arbeitszeiten, Schichtdienst, hoher Verantwortung und teils extremen Einsatzsituationen ausgesetzt [4]. Hinzu kommen unergonomische Arbeitsbedingungen, das Heben schwerer Lasten, zeitliche Anspannung sowie eine hohe emotionale Belastung. Studien belegen eine erhöhte Prävalenz von muskuloskelettalen Erkrankungen, Schlafstörungen und Stresssymptomen im Vergleich zu anderen Berufsgruppen (➤ Abb. 2) [5].

Abb. 2 Ebenen der Belastungsbeurteilung und Beanspruchungsfolgen (Böckelmann et al. 2022, licensed under CC BY 4.0) [4]

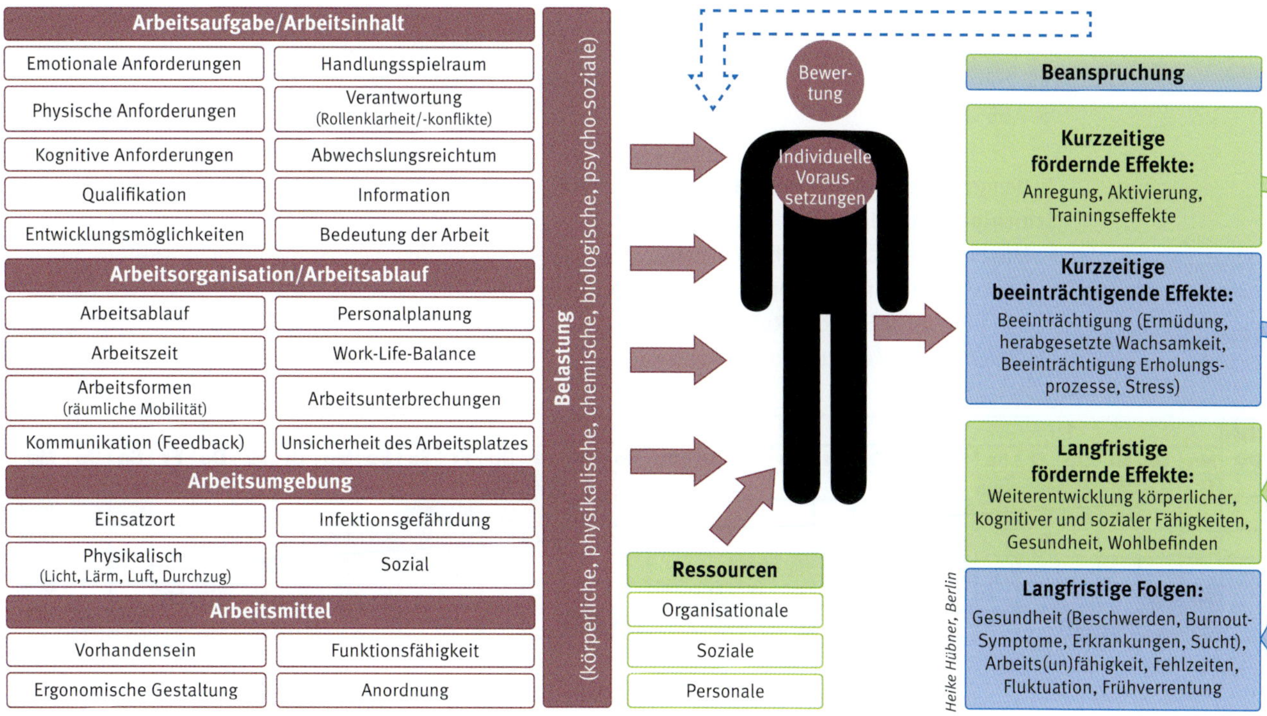

Abb. 3 Schichtplanumstellung unter Berücksichtigung der arbeitswissenschaftlichen Empfehlungen [11]

Schicht-gruppe	Mo	Di	Mi	Do	Fr	Sa	So
A	N	N	N	N	N	N	
B	S	S	S	S	S	S	
C	F	F	F	F	F	F	
D							

Schicht-gruppe	Mo	Di	Mi	Do	Fr	Sa	So
A	F	F	S	S	N	N	
B			F	F	S	S	
C	N	N			F	F	
D	S	S	N	N			

Die Analyse dieser Belastungsfaktoren erfolgt häufig anhand des Job-Demands-Resources-Modells (JDRM), welches die Wechselwirkung zwischen Arbeitsanforderungen (Demands) und Ressourcen (Resources) beschreibt [6]. Sind die Anforderungen dauerhaft höher als die verfügbaren Ressourcen, kommt es zu Erschöpfung und langfristiger Leistungsreduktion. Hier greift die Notwendigkeit alternsgerechter Strukturen – insbesondere in der Arbeitszeitgestaltung.

Theoretische Grundlagen der alternsgerechten Arbeitszeitgestaltung

Alternsgerechte Arbeitszeitgestaltung bedeutet die Anpassung von Arbeitszeiten an physiologische, psychologische und soziale Veränderungen im Lebensverlauf der Beschäftigten [7]. Ziel ist es, die Beschäftigungsfähigkeit über die gesamte Erwerbsbiografie zu erhalten und gesundheitliche Risiken zu minimieren. Dabei sind sowohl arbeitswissenschaftliche Erkenntnisse als auch gesetzliche Vorgaben – etwa aus dem Arbeitszeitgesetz (§§ 2–6 ArbZG) – zu berücksichtigen (➤ Abb. 3, ➤ Abb. 4).

Zu den grundlegenden Prinzipien ergonomischer Schichtplanung zählen [8]:

- Maximal drei Nachtschichten in Folge
- Schnelle Vorwärtsrotation (Früh/Spät/Nacht)
- Mindestens 11 Stunden Ruhezeit, nach Nachtschichten 24–48 Stunden
- Keine Nacht/Früh-Schichtfolgen
- Geblockte freie Tage zur Erholung
- Möglichkeit flexibler Schichttauschsysteme

Diese Grundsätze lassen sich nur eingeschränkt in die Praxis des Rettungsdienstes übertragen, da Notfalleinsätze 24 Stunden täglich abgedeckt werden müssen. Dennoch kann eine Anpassung der Dienstmodelle an arbeitswissenschaftliche Empfehlungen die gesundheitliche Belastung reduzieren und die Leistungsfähigkeit langfristig sichern.

Lebensphasengerechte Arbeitszeitmodelle

Neben der ergonomischen Dimension spielt die Lebensphasengerechtigkeit eine zentrale Rolle. Mitarbeitende befinden sich im Verlauf ihrer Karriere in unterschiedlichen familiären, gesundheitlichen und sozialen Situationen. Flexible Modelle wie Teilzeit, Wahlarbeitszeit oder Funktionswechsel ermöglichen eine bessere Vereinbarkeit von Berufs- und Privatleben und steigern damit Motivation und Bindung an den Arbeitgeber (➤ Abb. 5) [9].

Gerade im Rettungsdienst kann durch eine alternsgerechte Aufgabenverteilung – beispielsweise der Wechsel älterer Mitarbeitender in Lehr-, Leitstellen- oder organisatorische Funktionen – eine nachhaltige Entlastung erreicht werden. So lässt sich nicht nur die Gesundheit, sondern auch das Erfahrungswissen der Mitarbeitenden langfristig im System halten.

Abb. 4 Neuer ausgedehnter Schichtplan nach Umstellung gemäß der arbeitswissenschaftlichen Empfehlungen [11]

Schicht-gruppe	1							2							3							4							
	Mo	Di	Mi	Do	Fr	Sa	So	Mo	Di	Mi	Do	Fr	Sa	So	Mo	Di	Mi	Do	Fr	Sa	So	Mo	Di	Mi	Do	Fr	Sa	So	Mo
A	F	F	S	S	N	N							F	F	S	S	N	N							F	F	S	S	usw.
B			F	F	S	S	N	N							F	F	S	S	N	N							F	F	usw.
C					F	F	S	S	N	N							F	F	S	S	N	N							usw.
D							F	F	S	S	N	N							F	F	S	S	N	N					usw.
E	N	N							F	F	S	S	N	N							F	F	S	S	N	N			usw.
F	S	S	N	N							F	F	S	S	N	N							F	F	S	S	N	N	usw.

Fazit

Die alternsgerechte Arbeitszeitgestaltung ist ein Schlüsselkonzept zur Bewältigung des demografischen Wandels im Rettungsdienst. Sie ermöglicht eine nachhaltige Sicherung der Einsatzfähigkeit, eine höhere Arbeitszufriedenheit und eine verlängerte Beschäftigungsdauer. Durch die Verbindung arbeitswissenschaftlicher Erkenntnisse mit personalstrategischen Maßnahmen kann ein Gleichgewicht zwischen betrieblicher Notwendigkeit und individueller Gesundheit geschaffen werden [10].

Zukünftig wird es entscheidend sein, die bestehenden Modelle empirisch zu überprüfen, betriebsübergreifende Standards zu entwickeln und die Handlungskompetenz von Führungskräften im Umgang mit alternsgerechter Planung zu stärken. Nur so lässt sich der Rettungsdienst langfristig gesund, leistungsfähig und attraktiv gestalten.

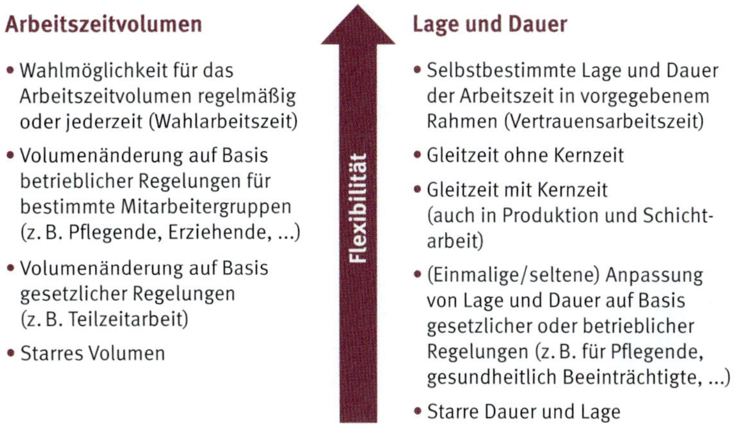
Arbeitszeitvolumen
• Wahlmöglichkeit für das Arbeitszeitvolumen regelmäßig oder jederzeit (Wahlarbeitszeit)
• Volumenänderung auf Basis betrieblicher Regelungen für bestimmte Mitarbeitergruppen (z. B. Pflegende, Erziehende, ...)
• Volumenänderung auf Basis gesetzlicher Regelungen (z. B. Teilzeitarbeit)
• Starres Volumen
Flexibilität
Lage und Dauer
• Selbstbestimmte Lage und Dauer der Arbeitszeit in vorgegebenem Rahmen (Vertrauensarbeitszeit)
• Gleitzeit ohne Kernzeit
• Gleitzeit mit Kernzeit (auch in Produktion und Schichtarbeit)
• (Einmalige/seltene) Anpassung von Lage und Dauer auf Basis gesetzlicher oder betrieblicher Regelungen (z. B. für Pflegende, gesundheitlich Beeinträchtigte, ...)
• Starre Dauer und Lage

Heike Hübner, Berlin

Abb. 5 Flexibilisierungsmöglichkeiten für Volumen sowie Lage und Dauer der Arbeitszeit [11]

Quellen:

[1] Kühn (2017). Die demografische Entwicklung in Deutschland. Bundeszentrale für politische Bildung. https://www.bpb.de/themen/soziale-lage/demografischer-wandel/196911/die-demografische-entwicklung-in-deutschland/ (letzter Zugriff 09.12.2025)

[2] Statistisches Bundesamt (2023). Altersaufbau der Bevölkerung 2022. https://www.destatis.de/DE/Themen/Gesellschaft-Umwelt/Bevoelkerung/_Grafik/_Interaktiv/bevoelkerungsstand-altersaufbau-bevoelkerung-deutschland.html (letzter Zugriff 09.12.2025)

[3] Bujard (2022). Die Folgen des demografischen Wandels. Bundeszentrale für politische Bildung. https://www.bpb.de/shop/zeitschriften/izpb/demografischer-wandel-350/507789/die-folgen-des-demografischen-wandels/ (letzter Zugriff 09.12.2025)

[4] Böckelmann, I., Thielmann, B., Schumann, H. Psychische und körperliche Belastung im Rettungsdienst: Zusammenhang des arbeitsbezogenen Verhaltens und der Beanspruchungsfolgen. Bundesgesundheitsbl 65, 1031–1042 (2022). https://doi.org/10.1007/s00103-022-03584-1

[5] May, T., Arnold, C., Klas, T. et al. Arbeitsunfähigkeit bei präklinischen Rettungskräften in Deutschland. Zbl Arbeitsmed 73, 120–128 (2023). https://doi.org/10.1007/s40664-023-00497-x

[6] Lesener, T., Gusy, B., & Wolter, C. (2019). The job demands-resources model: A meta-analytic review of longitudinal studies. Work & Stress, 33(1), 76–103. https://doi.org/10.1080/02678373.2018.1529065

[7] Mühlenbrock I. (2016). Alterns- und altersgerechte Arbeitsgestaltung. Grundlagen und Handlungsfelder für die Praxis. BAuA. DOI: 10.21934/baua:praxis20161116. https://www.baua.de/DE/Angebote/Publikationen/Praxis/Arbeitsgestaltung (letzter Zugriff 09.12.2025)

[8] Institut für angewandte Arbeitswissenschaft (ifaa) (2015). Leistungsfähigkeit im Betrieb. Springer.

[9] Bundesministerium für Gesundheit (2022). Gesund und lange im Beruf: Alternsgerechtes Arbeiten in der Pflege. https://pflegenetzwerk-deutschland.de/gesund-und-lange-im-beruf-alternsgerechtes-arbeiten-in-der-pflege (letzter Zugriff 09.12.2025)

[10] Mühlenbrock, I. (2021). Alters- und alternsgerechte Arbeitsgestaltung – Offene Fragen für Wissenschaft und betriebliche Praxis. doi:10.5771/9783748909378-61.

[11] Jaeger C, Lennings F. (2015). Handlungsfeld „Arbeitszeit gestalten". In: Leistungsfähigkeit im Betrieb. ifaa-Edition. Springer Vieweg, Berlin, Heidelberg. https://doi.org/10.1007/978-3-662-43398-0_9

Der Autor

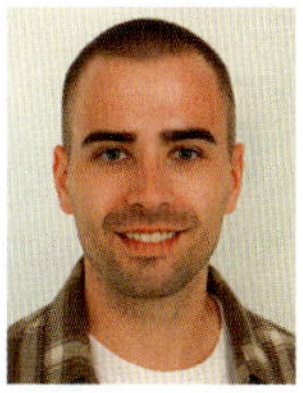

Keno Nemitz ist Notfallsanitäter, Praxisanleiter und Organisatorischer Leiter Rettungsdienst beim Malteser Hilfsdienst gGmbH im Landkreis Oldenburg. Er studiert im siebten Semester Management in der Gefahrenabwehr mit dem Schwerpunkt Rettungsdienst- und Katastrophenmanagement an der Akkon Hochschule für Humanwissenschaften und ist Stipendiat der Stiftung Begabtenförderung berufliche Bildung (SBB).

Interessenskonflikt: Der Autor erklärt, dass kein Interessenskonflikt vorliegt.

Mitteilungen des DBRD

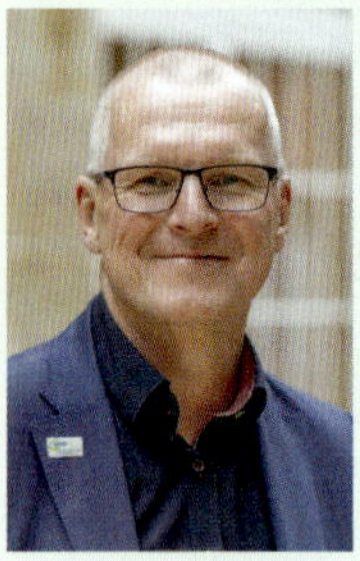

Liebe Kolleginnen und Kollegen,
wenn ihr diese Zeilen lest, liegt das erste Halbjahr 2026 und auch die Rettmobil wieder hinter uns. Es ist wieder einiges passiert im Rettungsdienst, und besonders treibt uns derzeit die Debatte um die Delegation und Substitution herum. Wir werden bei diesem Thema, wie vermutet, nicht locker lassen, und wir bleiben weiter am Ball, um am Ende die bestmögliche Versorgung für unsere Patientinnen und Patienten herauszuholen.
Erinnern möchte ich an dieser Stelle nochmals an den Deutschen Rettungsdiensttag am 20.–21.11.2026 in Hamburg. Wir würden uns freuen, hier möglichst viele von euch begrüßen zu dürfen. Der DBRD wird 20 Jahre, das ist ein Grund zum Feiern. Also seid dabei!
Bis dahin, bleibt gesund und uns gewogen.
Euer Frank Flake

Aktuelles

Parlamentarisches Frühstück

Parlamentarisches Frühstück zur Notfall- und Rettungsdienstreform
„Vom Lückenbüßer zur Primärversorgung!“
Am 19.03.2026 haben wir gemeinsam mit dem BVBRW e. V. und anderen Verbänden zu einem Parlamentarischen Frühstück in Berlin eingeladen und mit Abgeordneten des Gesundheitsausschusses im Bundestag dringend erforderliche Reformansätze diskutiert.
Der deutsche Rettungsdienst ist seit Jahren einem erheblichen Struktur- und Erwartungsdruck ausgesetzt: Die Einsatzzahlen steigen kontinuierlich, insbesondere im Bereich niedrigprioritärer Hilfeersuchen, während hausärztliche und pflegerische Versorgungsangebote vielerorts nur eingeschränkt verfügbar sind. Zugleich steht mit der geplanten Notfallreform die Chance im Raum, die Notfall- und Rettungsdienststrukturen grundlegend neu auszurichten und den Rettungsdienst vom „Lückenbüßer“ hin zu einem eigenständigen Baustein der Primärversorgung weiterzuentwickeln.

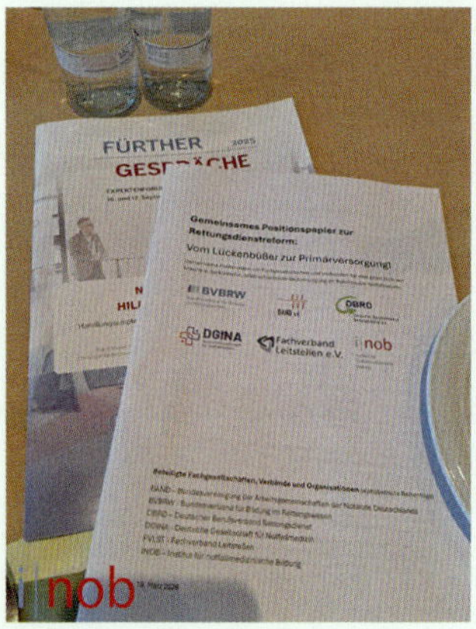

Abb. 1 Positionspapier zur Primärversorgung

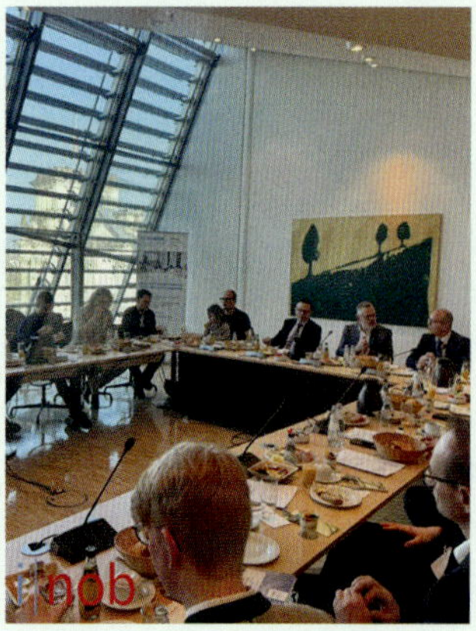

Abb. 2 Parlamentarisches Frühstück

Vor diesem Hintergrund haben mehrere Fachgesellschaften und Verbände ein gemeinsames Positionspapier „Vom Lückenbüßer zur Primärversorgung!“ erarbeitet. Beteiligt sind

- Bundesvereinigung der Arbeitsgemeinschaften Notärzte Deutschlands (BAND) e. V.
- Bundesverband für Bildung im Rettungswesen (BVBRW) e. V.
- Deutscher Berufsverband Rettungsdienst (DBRD) e. V.
- Deutsche Gesellschaft für Notfallmedizin (DGINA)
- Fachverband Leitstellen (FVLST)
- Institut für notfallmedizinische Bildung (INOB)

Im Mittelpunkt stehen die gesetzliche Verankerung einer außerklinischen, fallabschließenden Akutversorgung, ein flächendeckend digital vernetztes Gesundheitsleitsystem, spezialisierte Einsatzmittel für niedrigprioritäre Einsätze sowie ein gestuftes Qualifikationssystem für außerklinische Fachkräfte.
Besonderer Dank gilt dem Bundestagsabgeordneten Prof. Dr. Hans Theiss für die Schirmherrschaft, ihm und dem Bundestagsabgeordneten Tobias Winkler für ihre politische Unterstützung sowie deren Mitarbeiterinnen und Mitarbeitern für die Unterstützung bei der Organisation.

Status Rettungsdienst – Die Linke

Am 20.03.2026 fand in Berlin die Veranstaltung „Status Rettungsdienst“ der Bundestagsfraktion der Linken statt. Unter dem Engagement von Stella Merendino ist eine Befragung von Mitarbeitenden im Rettungsdienst durchgeführt worden, an der mehr als 8.000 Retter und Retterinnen teilgenommen haben. Auf der Veranstaltung fand neben einer Präsentation der Ergebnisse auch eine Podiumsdiskussion zur Notfallreform und den wesentlichsten Problemen statt. Für den DBRD hat Frank Flake als 1. Vorsitzender an dieser Veranstaltung teilgenommen. Es war insgesamt ein guter Austausch, der einmal mehr zeigte, wie wichtig die Notfall- und Rettungsdienstreform ist und dass noch einiges an Optimierungspotenzial besteht.

DBRD auf dem DINK 2026

Mit gleich zwei Vorträgen war der DBRD auf dem diesjährigen DINK (Deutscher interdisziplinärer Notfallmedizin-Kongress) vertreten. Nach dem krankheitsbedingten Ausfall des 1. Vorsitzenden übernahm Hans-Martin Grusnick (Ärztlicher Beirat des DBRD) einen Vortrag zur Delegation und Eigenverantwortung und stellte hierbei noch einmal die Unterschiede und gesetzlichen Rahmen heraus. Michael Stanley (3. Vorsitzender des DBRD) hielt einen Vortrag zur Akademisierung von Notfallsanitätern und Notfallsanitäterinnen. Hierbei wurde noch einmal betont, dass wir wenig Sinn in einer vollständigen Akademisierung des Notfallsanitäterberufes sehen, wohl aber in der Aufwertung durch Studiengänge. Nach dem Motto „Notfallsanitäter *mit* Akademisierung, aber nicht Notfallsanitäter *durch* Akademisierung".

Insgesamt war der DINK wieder einmal eine gute Veranstaltung, deren Besuch sich lohnt. Wir sind gespannt auf das Programm 2027.

Kurstermine

Alle Kurse können auch als Inhousekurse gebucht werden. Sprechen Sie uns einfach an. Gerne unterbreiten wir Ihnen ein Angebot.

AMLS Provider-Kurs (offen/2 Tage)

Bonn	13.–14.06.2026
Magdeburg	27.–28.06.2026
Bremen	04.–05.07.2026
Lübeck	18.–19.07.2026
Berlin	15.–16.08.2026
Wiesbaden	15.–16.08.2026
Aachen	12.–13.09.2026
Wetzlar	19.–20.09.2026
Burbach – Siegerlandflughafen	26.–27.09.2026
Dresden	17.–18.10.2026
Schwerin	19.–20.10.2026
Hamburg-Pinneberg	07.–08.11.2026
Hannover	12.–13.12.2026
Düsseldorf	12.–13.12.2026

AMLS Refresher Kurs (offen/1 Tag)

Berlin	14.08.2026

Weitere Informationen und Anmeldung unter www.amls.de

EPC Provider-Kurs (offen/2 Tage)

Aachen	13.–14.06.2026
Mannheim	18.–19.07.2026
Dresden	15.–16.08.2026
Wetzlar	26.–27.09.2026
Bonn	17.–18.10.2026
Aachen	28.–29.11.2026
Garmisch-Partenkirchen	19.–20.12.2026

Weitere Informationen und Anmeldung unter www.epc-germany.de

GEMS Provider-Kurs (offen/2 Tage)

Windischeschenbach	25.–26.07.2026
Mannheim	08.–09.08.2026
Lübeck	12.–13.09.2026
Burbach – Siegerlandflughafen	17.–18.10.2026
Dresden	21.–22.11.2026
Würzburg	12.–13.12.2026

Weitere Informationen und Anmeldung unter www.gems-deutschland.de

PHTLS Provider-Kurs (offen/2 Tage)

Magdeburg	13.–14.06.2026
Düsseldorf	13.–14.06.2026
Windischeschenbach	20.–21.06.2026
Warendorf	20.–21.06.2026
Berlin (UKB)	27.–28.06.2026
Bad Wiessee	27.–28.06.2026
Schwerin	23.–24.07.2026
Aachen	25.–26.07.2026
Plauen	25.–26.07.2026
Berlin (UKB)	22.–23.08.2026
Würzburg	05.–06.09.2026
Wiesbaden	05.–06.09.2026
Hannover	12.–13.09.2026
Stuttgart	26.–27.09.2026
Wolfratshausen	03.–04.10.2026
Freiburg	10.–11.10.2026
Mannheim	17.–18.10.2026
Windischeschenbach	24.–25.10.2026
Bonn	31.10.–01.11.2026
Burbach – Siegerlandflughafen	07.–08.11.2026
Dresden	07.–08.11.2026
Lübeck	21.–22.11.2026

Düsseldorf	28.–29.11.2026
Berlin (UKB)	19.–20.12.2026
Aachen	19.–20.12.2026

Weitere Informationen und Anmeldung unter www.phtls.de

PHTLS Refresher-Kurs (offen/1 Tag)

Berlin (UKB)	26.06.2026
Aachen	24.07.2026
Berlin (UKB)	21.08.2026
Freiburg	09.10.2026
Berlin (UKB)	18.12.2026

Weitere Informationen und Anmeldung unter www.phtls.de

PHTLS for First Responders (offen/1 Tag)

Siehe EMFRT

Weitere Informationen und Anmeldung unter www.phtls.de

TECC Provider-Kurs (offen/2 Tage)

Oberpfaffenhofen	06.–07.06.2026
Lübeck	04.–05.07.2026
Burbach– Siegerlandflughafen	22.–23.08.2026
Oberpfaffenhofen	05.–06.09.2026
Burbach	24.–25.10.2026
Magdeburg	07.–08.11.2026
Wiesbaden	05.–06.12.2026

TECC Refresher Kurs (offen/1 Tag)

Windischeschenbach	10.10.2026

TECC Szenario Training (offen/1 Tag)

Windischeschenbach	11.10.2026

TCCC-CMC Provider-Kurs (offen für Militär etc./8 Tage)

Burbach – Siegerlandflughafen	29.09.–06.10.2026

Weitere Informationen und Anmeldung unter https://tccc-germany.de

12-Leads Provider-Kurs (offen/2 Tage)

Frankfurt	13.–14.06.2026
Lübeck	08.–09.08.2026
Lübeck	17.–18.10.2026
Lübeck	05.–06.12.2026

Weitere Informationen und Anmeldung unter www.12-Leads.de

AHA ACLS Kurs (offen/2 Tage)

Lübeck	24.–25.10.26

Weitere Informationen und Anmeldung unter www.reanimation.de

Emergency Medical Fire & Rescue Training (2 Tage)

Burbach – Siegerlandflughafen	27.–28.06.2026
Burbach – Siegerlandflughafen	29.–30.08.2026

Accident Prevention Course for EMS (2 Tage)

Schlüsselfeld – ADAC-Trainingsgelände	08.–09.08.2026

Weitere Informationen und Anmeldung unter www.reanimation.de

AMLS, EPC, GEMS, PHTLS und TECC Instruktorenkurs (nur mit Instruktorenpotenzial)

Seeheim	14.–15.11.2026

Mitgliederinfos BVRD.at

Liebe Kolleginnen und Kollegen!
Ein wichtiger Schritt in der Vereinsentwicklung ist vollzogen: Seit kurzem hat der BVRD.at ein eigenes Büro.
Die erste „Aktionswoche Rettungsdienst" liegt hinter uns – ein starkes Signal für Sichtbarkeit und Engagement. Eindrücke und Berichte dazu folgen in der nächsten Ausgabe.
Parallel dazu nimmt die Diskussion um die Reform des Sanitätergesetzes weiter Fahrt auf. Unterschiedliche Ausbildungsmodelle liegen auf dem Tisch: von einer zusätzlichen Einstiegsstufe unterhalb des Rettungssanitäters bis hin zu einer Aufwertung darüber. Dahinter stehen grundverschiedene Vorstellungen davon, wohin sich der Rettungsdienst entwickeln soll. Die zentrale Frage ist klar: Schaffen wir den Schritt von der angelernten Hilfskraft hin zur Gesundheitsfachkraft – oder verharren wir in überholten Strukturen und verlieren trotz steigenden Aufwands weiter an Wirkung?
Auch beim AGN-Kongress zeigte sich ein eindeutiger Trend: Mehr Aus-, Fort- und Weiterbildung wird als Schlüssel für die Zukunft gesehen. Am BVRD.at-Stand konnten wir dazu wichtige Impulse setzen und wertvolle Gespräche führen.
Bleibt engagiert, bleibt neugierig, bleibt sicher und setzt euch für die Veränderung ein, die ihr im Rettungswesen sehen wollt.
Euer Vorstand

BVRD.at Office und neue Kontaktdaten

Klein, aber fein ist unser Büro, wo ihr Jonas und Claudia ab sofort auch direkt vor Ort antreffen könnt:
Büro: Dinghoferstraße 21, 4020 Linz
Postadresse: Europaplatz 4, 4020 Linz
Telefon: +43 732 205 286 | Mobil: +43 676 912 2819
office@bvrd.at | mitgliederservice@bvrd.at | www.bvrd.at
https://www.linkedin.com/company/bvrd/
https://www.instagram.com/bvrd.at/

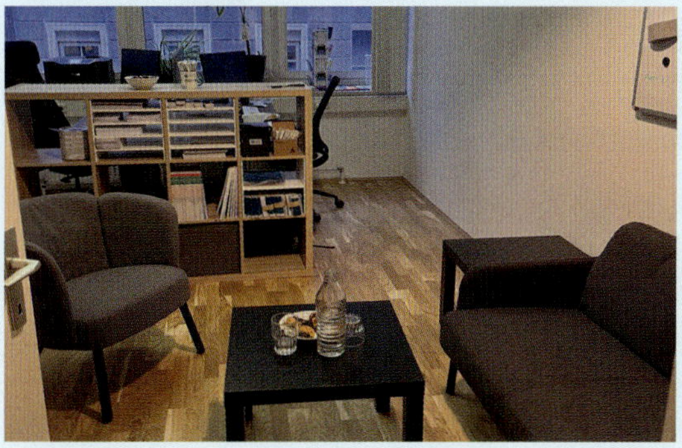

Blick ins neue Büro

Zwischen Aufbruch und Richtungsentscheid

Mehr oder weniger Ausbildung – Wohin steuert die Reform des Sanitätergesetzes?

Das österreichische Sanitätergesetz (SanG) stammt aus dem Jahr 2002. Der Einführung ist eine 13-jährige, sehr emotional geführte Diskussion vorausgegangen. Heute besteht breite Einigkeit darüber, dass eine Reform dringend notwendig ist. Uneinigkeit herrscht jedoch in der Kernfrage, ob der Rettungsdienst durch mehr, noch niedrigschwelliger qualifiziertes Personal stabilisiert werden soll oder durch eine konsequente Professionalisierung mit erweiterten Kompetenzen und einer neuen Rolle im Gesundheitswesen.

Ausgangslage: Ein System am Limit

Derzeit unterscheidet das SanG zwischen Rettungssanitäter:innen (RS), Notfallsanitäter:innen (NFS) und Zusatzkompetenzen (NKA, NKV, NKI). Die Ausbildungsdauer ist mit 260 als RS bis maximal 940 Stunden in der höchsten erreichbaren Ausbildungsstufe im internationalen Vergleich sehr kurz. Dieses System stößt angesichts steigender Einsatzzahlen, komplexerer Krankheitsbilder, medizinischen und technischen Fortschritts, häufiger „Frequent User" sowie wachsender Belastung des Personals erkennbar an seine Grenzen. Die Folge: Der Rettungsdienst fungiert vielerorts als Lückenfüller eines fragmentierten Gesundheitssystems, ohne strukturell darauf vorbereitet zu sein. Die Rolle der Sanitäter:innen bleibt auf Transport und Akutintervention beschränkt, ohne Möglichkeiten, Versorgungspfade zu steuern oder sektorenübergreifend mitzudenken.

Reformvorschläge im Überblick

Von zahlreichen Stakeholdern liegen mittlerweile Positionspapiere zur Reform des SanG vor. Sie unterscheiden sich vor allem darin, wie niedrig die Einstiegsschwelle in den Beruf ist und wie weit Regelkompetenzen und Entwicklungsmöglichkeiten der Sanitäter:innen reichen.
Zur Einordnung dient die folgende komprimierte Übersicht (Stand: Anfang 2026, basierend auf verfügbaren Positionspapieren; kein Anspruch auf Vollständigkeit, Änderungen möglich.)

Zentrale Konfliktlinien

Ausbildungsumfang von 180 Stunden bis Bachelorniveau

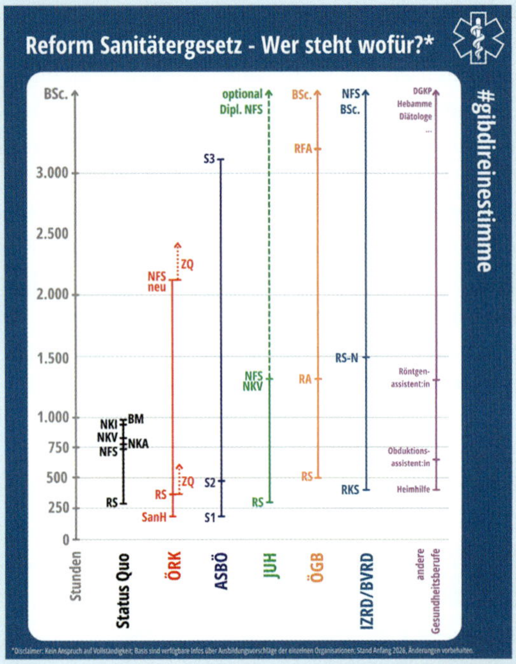

Während der Vorschlag von ASBÖ und Rotem Kreuz eine zusätzliche Ausbildungsstufe unterhalb des aktuellen Rettungssanitäters vorsieht, die überwiegend im Krankentransportwesen und unter Aufsicht eines Rettungssanitäters agieren soll, sprechen sich alle anderen gegen eine noch niedrigeren Einstiegsstufe aus. Bei der Qualifizierungsmöglichkeit nach oben liegen die Vorschläge zwischen 2.130 Stunden mit modularen Zusatzqualifikationen und einer geordneten Fachhochschulausbildung, wie in anderen gehobenen Gesundheitsberufen üblich. Eng damit verbunden ist die Frage nach dem Ort der Ausbildung: Welche Anteile sollen innerhalb der Organisationen selbst stattfinden und welche bewusst an unabhängigen Bildungseinrichtungen angesiedelt werden? Diese Entscheidung berührt nicht nur Qualitäts- und Standardisierungsfragen, sondern auch Aspekte wie Durchlässigkeit im Bildungssystem, Anschlussfähigkeit an andere Gesundheitsberufe und die langfristige Entwicklung des Berufsbildes.

Vorschlag Rotes Kreuz:

- Stufe 1 (SanH): 180 Std. (Ausbildung ab 16 Jahren)
- Stufe 2 (RS): 350 Std.
- Stufe 3 (NFSneu): 2.130 Std.
- Stufe 4 (Spezialisierungen): modulare Zusatzkompetenzen nach Eignung und Bedarf

Vorschlag ASBÖ:

- Stufe 1: 180 Std. (Krankentransport, First Responder)
- Stufe 2: 480 Std. (niedrig priorisierte Notfälle, nicht kritische Patient:innen)
- Stufe 3: 3.112 Std. (hoch priorisierte Notfälle, Intensivtransporte, Arzneimittellisten, Airway Management)

Vorschlag Johanniter Unfallhilfe:

- Rettungssanitäter:in (Ausmaß wie bisher)
- Notfallsanitäter:in (inkl. NKA/NKV und mehr Praxis): 1.300 Std.
- Dipl. NFS optional tertiäre Stufe 180 ECTS

Vorschlag ÖGB (unterstützt ebenso den Vorschlag der IZRD):

- Rettungssanitäter:in: 500 Std.
- Rettungsassistent:in: 1.300 Std.
- Rettungsfachassistent:in: 3.200 Std.
- BSc: 180 ECTS an einer Fachhochschule

Vorschlag Initiative Zukunft Rettungsdienst/BVRD:

- Rettungs- und Krankentransportsanitäter (RKS): 15 ECTS (375 Std.)
- Rettungssanitäter mit Notkompetenzen (RS-N): 45–60 ECTS (1.125–1.500 Std.)
- Notfallsanitäter BSc: 180 ECTS: 3jährige Ausbildung an einer Fachhochschule

Vom Malteser Hospitaldienst, BM.I, BMLV und BMJ liegen derzeit keine öffentlich verfügbaren Ausbildungskonzepte vor.

Hilfskraft oder Gesundheitsfachberuf?

Die Spannweite der vorgeschlagenen Ausbildungsstufen reicht vom unterstützenden Hilfsberuf mit klar abgegrenzten Tätigkeiten bis hin zur eigenständigen Gesundheitsfachkraft mit diagnostischen, therapeutischen und koordinativen Kompetenzen. Mit einer stärkeren Professionalisierung gehen neue Aufgaben einher: eigenständige Ersteinschätzung, differenzierte Transportentscheidungen, Mitarbeit in Forschung und Qualitätsentwicklung, aber auch Rollen in anderen Versorgungssettings.

Insbesondere die Vorschläge von ASBÖ, ÖGB, Johannitern und der Initiative Zukunft Rettungsdienst öffnen Türen in andere Bereiche des Gesundheitswesens: Mitarbeit in Primärversorgungseinheiten, in Notaufnahmen und vielem mehr. Damit entstehen Karrierewege, die über die klassische Abbruchs-Laufbahn hinausreichen und aus einem Hilfs- einen echten Gesundheitsfachberuf machen.

Qualifikationsniveau

Die Frage der Akademisierung markiert eine zentrale Bruchlinie. Der ASBÖ lehnt eine generelle Akademisierung der Grundausbildung zwar ab, fordert aber, dass alle drei Ausbildungsstufen nach Bologna-Kriterien mit ECTS bewertet und auf spätere akademische Lehrgänge anrechenbar sind. Das Rote Kreuz positioniert sich gegen eine Akademisierung und setzt auf ein stufenweises Modell mit modularen Zusatzkompetenzen. Sanitäter:innen sollen durch Zusatzqualifikationen und Fortbildungen nach einigen Jahren ausreichend Aus-, Fort- und Weiterbildungen sammeln, um Berufsschutz zu erlangen und im internationalen Vergleich anschlussfähig zu sein. Modelle wie jene der Initiative Zukunft Rettungsdienst, der Johanniter oder des ÖGB gehen weiter: Die höchste Stufe ist – analog zu allen anderen gehobenen Gesundheitsberufen – als dreijährige FH-

Ausbildung bzw. Bachelorabschluss angelegt und zielt klar auf das Europäische Qualifikations-Niveau 6. Denn echte Steuerungs- und Entscheidungskompetenz im Rettungsdienst setzt genau dieses Ausbildungsniveau voraus. Befürworter:innen argumentieren mit höherer Versorgungsqualität, Entlastung des Gesundheitssystems, internationaler Anschlussfähigkeit, einer gesteigerten Attraktivität und gestärkten Rolle als Gesundheitsfachberuf. Letztlich entscheidet die Frage der Einstufung und der Kompetenzen darüber, ob Sanitäter:innen im Konzert der Gesundheitsberufe auf Augenhöhe mitreden oder weiterhin lediglich als operative Transportressource gesehen werden.

Neue Versorgungslogiken

Mehrere Konzepte denken den Rettungsdienst über den klassischen Einsatz „Alarmierung – Abtransport – Übergabe in der Ambulanz" hinaus:

- Versorgung vor Ort statt Transport („treat & refer"), inklusive telemedizinischer Unterstützung.
- Einsatz in Primärversorgungseinheiten, Notaufnahmen oder anderen Gesundheitseinrichtungen.
- Stärkere Rolle bei sogenannten Frequent Usern, durch proaktive Betreuung, Steuerung und Vernetzung mit sozialen und pflegerischen Diensten.

Damit verschiebt sich der Fokus von der reinen Notfallreaktion hin zu einer integrierten Versorgungsfunktion. Je stärker die Ausbildung professionalisiert wird, desto plausibler wird diese Rolle und desto eher lässt sich der Rettungsdienst als aktiver Teil von Versorgungsstrategien denken.

Fazit: Richtungsentscheidung mit Systemwirkung und klarer Position des BVRD.at

Die Reform des SanG ist keine bloße Anpassung von Ausbildungsstunden, sondern eine grundlegende Weichenstellung: Bleibt der Rettungsdienst vor allem ein flexibel skalierbares Transportsystem, das Menge abfedert? Oder entwickelt er sich zu einem hochqualifizierten, eigenständigen Versorgungsbereich mit klaren Rollen, Kompetenzen und Karrierewegen?

Die Entscheidung wird nicht nur das Berufsbild der Sanitäter:innen prägen, sondern auch die Funktionsweise des gesamten Gesundheitssystems nachhaltig beeinflussen: von der Notaufnahme über die Primärversorgung bis zur Versorgung chronisch Kranker.

Der BVRD.at spricht sich klar für ein dreistufiges Ausbildungssystem mit niedrigschwelligem Einstieg, aufbauenden Notfallkompetenzen und einer Spitzenstufe, die Sanitäter:innen als Gesundheitsfachkräfte mit echter Gestaltungsverantwortung im Versorgungssystem verankert, aus.

Neues Kursformat: GEMS Basic Provider

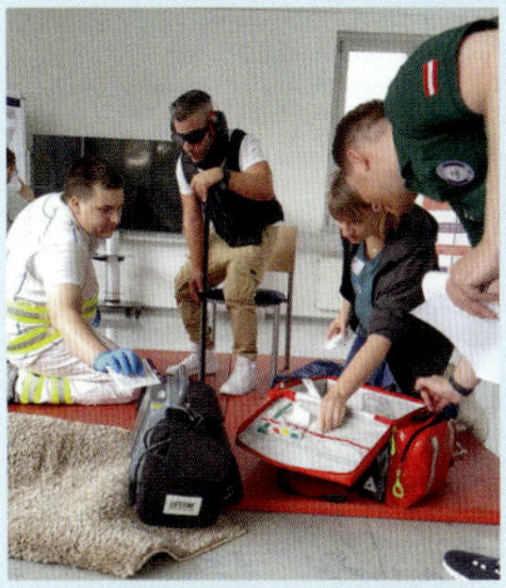

Impression aus einem GEMS-Kurs: Die einen lernen die Versorgung älterer Menschen, die anderen erfahren, wie es sich anfühlen kann, alt zu sein.

Mit dem GEMS Basic Provider Kurs wird ein kompaktes und praxisorientiertes Ausbildungsformat speziell für die Zielgruppe der Rettungssanitäter:innen, Pflege(fach)assistent:innen, Heimhelfer:innen sowie First Responder etabliert.

Ziel des Kurses ist es, den Teilnehmer:innen die strukturierte Herangehensweise des GEMS-Konzepts (Geriatric Education for Emergency Medical Services) zu vermitteln und sie durch fundiertes theoretisches Wissen sowie intensives praktisches Training optimal auf den Umgang mit geriatrischen Patient:innen im Einsatz vorzubereiten.

Im Mittelpunkt stehen die besonderen Herausforderungen und Bedürfnisse älterer Menschen – von der strukturierten Beurteilung über typische Notfallsituationen bis hin zu zielgerichteter Kommunikation und einer patientengerechten Versorgung.

Realitätsnahe Szenarien, Fallbeispiele und Übungen mit Alterssimulatoren fördern das Verständnis und schaffen wertvolle Selbsterfahrung im Umgang mit geriatrischen Notfällen.

Der GEMS Basic Provider Kurs wird als eintägiges Ausbildungsformat angeboten und kann auch als Inhouse-Kurs gebucht werden. Nähere Infos unter www.gems-austria.at

Kurse

Wir haben laufend ein breites Angebot an PHTLS, AMLS, EPC, TECC, GEMS und Spine Care Kursen. Mitglieder bezahlen 50 bzw. 25 Euro weniger.

Alle Kursformate können auch als Inhouse-Kurse gebucht werden. Kurstermine werden laufend ergänzt und sind online abrufbar.

PHTLS | www.phtls.at
AMLS | www.amls.at
TECC | www.tecc-austria.at
GEMS | www.gems-austria.at
EPC | www.epc-austria.at
SPINE CARE | www.spinecare.at

Folge uns auf Instagram, Facebook und LinkedIn, abonniere unseren Podcast und erhalte als BVRD.at-Mitglied zusätzlich monatlich unsere Mitgliederinfos.

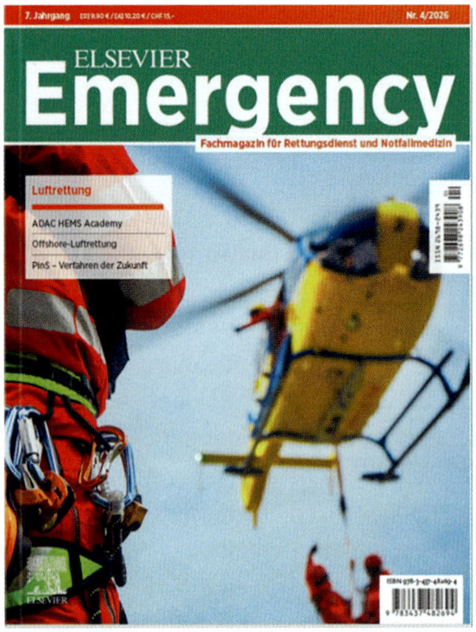

Vorschau

Heft 4/2026 erscheint im August 2026 mit dem

Leitthema „Luftrettung“

Voraussichtlich u. a. mit folgenden Beiträgen:

- ADAC HEMS Academy
- Offshore-Luftrettung
- PinS – Verfahren der Zukunft

Impressum

Elsevier Emergency – Fachmagazin für Rettungsdienst und Notfallmedizin
7. Jahrgang, Heft 3/2026
Offizielles Verbandsorgan des Deutschen Berufsverbands Rettungsdienst e.V. (DBRD) und des Bundesverbands Rettungsdienst (BVRD.at)
© Elsevier GmbH, Deutschland
Elsevier GmbH, Bernhard-Wicki-Str. 5, 80636 München, Deutschland
Geschäftsführung: Olaf Lodbrok, Fiona Henderson
Alle Rechte vorbehalten.

Verantwortliche Redakteurin: Hildegard Graf, Hartstr. 148, 82110 Germering, rettungsdienst@elsevier.com
Verantwortlich für Anzeigen: Dirk Struwe Medienvermarktung e. K., Mühlenkamp 21a, 22303 Hamburg, d.struwe@struwe-media.de

Druck und Bindung: Drukarnia Dimograf Sp. z o. o., ul. Legionów 83, 43-300 Bielsko-Biała/Polen

Planung: Katharina Frank, Anna-Marie Salaja
Projektmanagement: Hildegard Graf, Martina Gärtner, Nicole Kopp, Dagmar Wiederhold
Redaktion: Hildegard Graf, Willi Haas
Herstellung: Hildegard Graf
Bildredaktion und Rechteklärung: Katja Sieger-Schauer
Satz: abavo GmbH, Buchloe/Deutschland
Umschlaggestaltung: Stefan Hilden Design, München
Umschlagherstellung: SpieszDesign, Neu-Ulm
Titelfotografie: © istockphoto.com/Tashi-Delek

Erscheinungsweise: 6 Ausgaben/Jahr
Bezugspreise Einzelheft: 9,90 EUR [D], 10,20 EUR [A], 15,00 CHF zzgl. Versandkosten
Alle Preise verstehen sich inkl. MwSt. Die Preisangaben sind unverbindliche Preisempfehlungen. Preisänderungen müssen wir uns vorbehalten.
Hauptherausgeber für diese Ausgabe: Matthias Klausmeier
Herausgeber*innen: Jürgen Gollwitzer, Hans-Martin Grusnick, Matthias Jahn, Matthias Klausmeier, Claudia Schwarz

Hinweise für Abonnenten
Mitglieder des DBRD: Bei Rückfragen zum Erhalt der Zeitschrift oder Änderungen Ihrer persönlichen Daten (Adresse, Kontoverbindung) wenden Sie sich bitte an: info@dbrd.de

Mitglieder des BVRD.at: Bei Rückfragen zum Erhalt der Zeitschrift oder Änderungen Ihrer persönlichen Daten (Adresse, Kontoverbindung) wenden Sie sich bitte an: mitgliederservice@bvrd.at

ISSN 2698-2439

ISBN 978-3-437-48268-7

eISBN 978-3-437-06540-8

Allgemeine Hinweise
Kommentare, Manuskripte und Zuschriften erbeten an: rettungsdienst@elsevier.com
Für unaufgefordert eingesandte Manuskripte oder Unterlagen übernehmen Herausgeber, Redaktion und Verlag keine Haftung.

Die in den Artikeln geäußerten Meinungen geben die Ansichten der jeweiligen Autor*innen wieder und sind keine Meinungsäußerungen des Verlags.

Ärzt*innen/Praktiker*innen und Forscher*innen müssen sich bei der Bewertung und Anwendung aller hier beschriebenen Informationen, Methoden, Wirkstoffe oder Experimente stets auf ihre eigenen Erfahrungen und Kenntnisse verlassen. Bedingt durch den schnellen Wissenszuwachs insbesondere in den medizinischen Wissenschaften sollte eine unabhängige Überprüfung von Diagnosen und Arzneimitteldosierungen erfolgen. Im größtmöglichen Umfang des Gesetzes wird von Elsevier, den Autor*innen, Redakteur*innen oder Beitragenden keinerlei Haftung in Bezug auf jegliche Verletzung und/oder Schäden an Personen oder Eigentum, im Rahmen von Produkthaftung, Fahrlässigkeit oder anderweitig, übernommen. Dies gilt gleichermaßen für jegliche Anwendung oder Bedienung der in diesem Werk aufgeführten Methoden, Produkte, Anweisungen oder Konzepte.

Bücher und Zeitschriften, die von Elsevier veröffentlicht werden, entsprechen den geltenden Produktsicherheitsanforderungen. Für etwaige Bedenken oder Fragen zur Produktsicherheit wenden Sie sich bitte an unseren autorisierten Vertreter, Elsevier B.V., productsafety@elsevier.com.

Elsevier nimmt eine neutrale Position in Bezug auf territoriale Meinungsverschiedenheiten oder Zuständigkeitsansprüche in seinen veröffentlichten Inhalten ein, einschließlich Landkarten und institutionellen Zugehörigkeiten.

Obwohl alle Werbemittel mit ethischen (medizinischen) Standards übereinstimmen, stellt die Erwähnung in dieser Publikation keine Garantie oder Anerkennung der Qualität oder des Wertes dieses Produkts oder der Aussagen der Herstellerfirmen dar.
Für die Vollständigkeit und Auswahl der aufgeführten Medikamente übernimmt der Verlag keine Gewähr.

Geschützte Warennamen (Warenzeichen) werden in der Regel besonders kenntlich gemacht (®). Aus dem Fehlen eines solchen Hinweises kann jedoch nicht automatisch geschlossen werden, dass es sich um einen freien Warennamen handelt.

Bibliografische Information der Deutschen Nationalbibliothek
Die Deutsche Nationalbibliothek verzeichnet diese Publikation in der Deutschen Nationalbibliografie; detaillierte bibliografische Daten sind im Internet über https://www.dnb.de abrufbar.

Für Copyright in Bezug auf das verwendete Bildmaterial siehe Bildrand oder -legende bzw. Artikelaufmacherbild.

Um den Textfluss nicht zu stören, wurde bei Patient*innen und Berufsbezeichnungen im Allgemeinen die grammatikalisch maskuline Form gewählt. Selbstverständlich sind in diesen Fällen immer alle Geschlechter gemeint.

Aktuelle Informationen finden Sie im Internet unter www.elsevier.de